Borderline Personality Disorder Workbook
DBT Strategies and Exercises to Manage Symptoms and Improve Well-Being

境界性パーソナリティ症の
弁証法的行動療法
ワークブック

Suzette Bray

スゼット・ブレイ 著

伊藤絵美 監訳
浅田仁子 訳

エクササイズを使って症状を軽減しウェルビーイングを高めるために

Ψ
金剛出版

いつもどおり，息子のフィンと
過去・現在・未来の私のクライアントのために

Borderline Personality Disorder Workbook
DBT Strategies and Exercises to Manage Symptoms and Improve Well-Being
Suzette Bray, LMFT
Illustrations © marukopum/iStock
Author photo courtesy of Linda Bradley Photography
Art Directors: Lisa Forde and Lisa Schreiber
Art Producer: Casey Hollister
Editor: Adrian Potts
Production Editor: Ellina Litmanovich
Production Manager: Martin Worthington
Callisto Publishing and the colophon are registered trademarks of Callisto Publishing LLC.
Japanese translation rights arranged with Sourcebooks, LLC, Illinois
through Tuttle-Mori Agency, Inc., Tokyo

はじめに

　読者の皆さん，こんにちは。本書を手に取っていただき，とても嬉しく思っています。あなたやあなたが大事に思っているどなたかが，境界性パーソナリティ症（borderline personality disorder, BPD）と診断されていたり，BPD を疑っていたりする場合，矛盾する情報や不安になるような情報を，これまで数多く耳にしてきているかもしれません。たぶん今は，「やっと取り組もうとしているものの名前がわかった」と，ほっとしていることでしょう。あるいは，この診断名には多少の汚名が付いて回るため，心配していたり，恥ずかしく思っていたりするかもしれません。BPD は厄介事のように思われている可能性があります。それは，優れた治療法や，この診断に取り組む人々の励みになる結果について，医療関係者もそうでない人も，よい情報を知らないからです。私は長年 BPD を抱える人たちのケアに携わってきましたので，その歳月を思うと，今こうして希望に満ちた精度の高い情報をシェアできることにわくわくしています。

　私はこれまでの人生を，BPD の人たちの手助けに捧げてきたことを誇りに思っています。私は長年，この診断を受けた人たちの治療に携わってきましたし，BPD の代表的な治療法である弁証法的行動療法（dialectical behavior therapy, DBT）の徹底した訓練を受け，何年も前に包括的な DBT プログラムを入手して，それを活用してきました。BPD は私にとってとても身近な存在です。というのも，親族の中に，その症状に苦労して取り組み，それをマネジメントできるようになって克服した者が複数いるからです。そして，BPD を抱える人やそうした人たちを助ける専門家は往々にして大半の人より感情的に繊細であり，私自身，DBT による治療法で教えられている数々のスキルから多大なる恩恵を受けています。多くの人たちが，人生を変える DBT のパワーのおかげで絶望の淵から蘇り，豊かに生きるようになっています。そうした人たちとの取り組みを続けてこられたことに，私は心から感謝しています。彼らの勇気と懸命な努力には，畏敬の念を抱かずにはいられ

ません。

　このワークブックを最後までやりとおせば，BPD のさまざまな症状をマネジメントしつつ全体的なウェルビーイングを高めることを目的とした有用な情報・スキル・コツを，数多く自分のものにすることができるでしょう。ただ，忘れないでいただきたいのは，どのようなワークブックであれ，訓練を受けた熟練のセラピストや精神科医の代わりは務まらないという点です。もし衰弱するほどの不安や抑うつ状態に苦しんでいたり，自傷衝動に駆られたりしている場合は，専門家の助けを求めることが何よりも肝心です。助けを求めることは恥でもなんでもありません。本書の巻末の「リソース」（192・193 ページ）に，専門家の助けを得るための情報を掲載しています。

　BPD との関係がどのようなものであれ，あなたは本書を読むことで，持続的な変化を生む力をつけるはずだと，私は確信しています。新しいスキルやこれまでとは異なる考え方を身につけることは，必ずしも簡単ではありません。けれども，私はどの段階でもあなたの傍らにいて，途方もなく有用だと私が納得したリソースをお伝えしていきます。私は自分の経験と希望をあなたに提供できることにわくわくしています。そして，あなたが勇気を奮い，自ら進んで自分の症状のマネジメントを引き受け，自分の望む人生に向かって前進しようとしていることに大いなる拍手を送ります。

　さあ，始めましょう。

スゼット

本書の使い方

　本書は，あなたが境界性パーソナリティ症（BPD）をよりよく理解し，BPDに伴う経験を吟味し，その症状をマネジメントする実用的なスキルを習得できるように設計されています。

　第Ⅰ部では，BPDとその治療法について概観します。第1章でまず，BPDの診断がどう進化してきたかを振り返ります。そして，診断にまつわる汚名（スティグマ）と論争を調べ，マーシャ・リネハンがどのようにこの診断を再考して，弁証法的行動療法（DBT）を創出したかを見ていきます。他者がどのようにBPDの症状を経験するのかがわかり，そのように経験するのがあなただけはないこともわかるようになります。

　第2章では，エビデンスに基づいたBPDの治療法であるDBTをさらに詳しく見ていきます。セラピストと治療に取り組んでいる場合であれ，独力で取り組んでいる場合であれ，この治療法の原則を活用してよい結果を出すには，どのように自らを元気づけたらいいのかがわかるようになります。

　そのようにして準備を整えたのちに，第Ⅱ部を手引きにしてDBTの主要スキルをさらに深く学びます。これらのスキルはあなたの症状のマネジメントに役立ち，日常生活に取り入れる実用的なエクササイズを身につけるのにも役立ちます。第3章では，DBTの中核的スキルであるマインドフルネスを実践します。次の第4章では，苦痛をどう耐え抜いたらいいのか，それらを悪化させることなく厄介な状況をくぐり抜けるにはどうしたらいいのかを学び，第5章では，厄介な感情を理解し，それらの調節方法を学びます。第6章では，対人関係の有効性を高めるスキルを使った人間関係の改善を扱います。第7章では，まとめとして，これまで学んだスキルの実践と練磨を継続できるよう準備を整えます。

　ずいぶん盛りだくさんな感じがしますね。でも，朗報もあります。学ぶスキルの多くは簡単に使えるという点です。本書では，たぶんこれまで知らなかった概念に出会うと思いますが，できるだけ頻繁にさまざまなスキルを使うことに集中すれば，

やがて変化に気づくようになります。今すぐにではなく，時間をかけてわかるようになります。

スキルの多くはシンプルですが，それらを順調にマスターして使えるようになるのは，簡単でないこともあるでしょう。いずれの章にもアファメーションを添えてありますから，それらを活用して，練習を継続できるようにやる気と勇気を奮い立たせましょう。自分自身に優しくすることを常に思い出してください。必要に応じて，本書から離れることも大切です。自分自身に思いやりと気づかいを示し，自分が今何に取り組む用意ができているかについては直観に従いましょう。

ひとつ，特に重要なことがあります。BPD と診断された人には，自傷行為や自殺念慮があることが珍しくありません。これらの問題を軽視してはいけません。自分自身や他者を傷つける危険性が生じたら，どうか専門家に助けを求めてください。命に関わる状況にいるのであれば，助けを求めてください。あなたの状況を理解し，あなたを救う方法がわかっている専門家に，すぐアクセスできない場合は，フリーダイヤルの 988 に電話をすれば，「命の電話」（米国の the Suicide and Crisis Lifeline）につながります。巻末の「リソース」のページにはさらに選択肢を掲載しています（192・193 ページ）。

最後にもうひとつ。このワークブックは単独でも利用できますが，ガイドブックの『Borderline Personality Disorder Journal』も，内省用の日誌として併用することもできます。

目　　次

はじめに …………………………………………………………… 3
本書の使い方 ……………………………………………………… 5

第 I 部　境界性パーソナリティ症を理解する

第 1 章　境界性パーソナリティ症について語ろう ……………… 13

境界性パーソナリティ症（BPD）とは？ …………………………… 13
シャロンのケース－状況を把握する ………………………………… 14
診断の進化史 ……………………………………………………… 16
BPD と自傷の関係 ………………………………………………… 17
汚名（スティグマ）を克服する …………………………………………………… 18
強み，レジリエンス，共感 ………………………………………… 20
BPD をどう経験するかは人それぞれ ……………………………… 21
BPD を抱える人がよく経験すること ……………………………… 21
BPD の原因となりうること ………………………………………… 23
なぜ BPD はうまく対処するのがそれほど難しくなりうるのか？ …… 24
あなたは独りぼっちではない ……………………………………… 24
治療で必ず改善する ……………………………………………… 25
重要ポイント ……………………………………………………… 26

第 2 章　持続的な変化を生む弁証法的行動療法 ………………… 27

弁証法的行動療法（DBT）を掘り下げる ………………………… 27
キャシーのケース－適切な支援を見つける ………………………… 28
認知行動療法（CBT）に根差している …………………………… 29
DBT の創始と進展 ………………………………………………… 29
アクセプタンスと変化を弁証法的に包含する …………………… 30
アクセプタンスと成長を促す DBT スキル ………………………… 31
DBT を独りで使う場合と，セラピストと共に使う場合 …………… 34
DBT を学ぶのに，時間はどのくらいかかるのか ………………… 35
始める準備をする ………………………………………………… 36
BPD に効果のある他の治療法 …………………………………… 37
本書でたどる旅の中で予期できること …………………………… 38
重要ポイント ……………………………………………………… 39

第Ⅱ部　弁証法的行動療法の戦略で境界性パーソナリティ症に取り組み，
　　　　回復しはじめる

第3章　マインドフルネスを実践し，ただそこに在って
　　　　受容することを目ざす ……………………………………… 43

　　生きるに値する人生の目標 …………………………………………… 43
　　ジェイクのケース－マインドフルネスへの道 ……………………… 44
　　問題にどう応じるか …………………………………………………… 45
　　生きるに値する人生の目標を妨げているもの ……………………… 47
　　マインドフルネスとは？ ……………………………………………… 48
　　あなたはどのくらいマインドフル？ ………………………………… 49
　　マインドフルネスが目ざす目標 ……………………………………… 50
　　心 に生じる3つの状態 ……………………………………………… 51
　　感情マインドを調べる ………………………………………………… 52
　　道理マインドを調べる ………………………………………………… 54
　　叡智マインドを調べる ………………………………………………… 56
　　マインドフルネスで叡智マインドにアクセスする ………………… 58
　　マインドフルネスでは何をどのようにするのか …………………… 59
　　「何をするのか」に関するスキルを練習する ……………………… 60
　　葉っぱに乗せて小川に流す …………………………………………… 62
　　「どのようにするのか」に関するスキルを練習する ……………… 63
　　歩きながら，そのことだけにマインドフルになる ………………… 69
　　効果的に進める ………………………………………………………… 70
　　慈愛を送る練習をする ………………………………………………… 71
　　マインドフルネス日誌カード ………………………………………… 73
　　重要ポイント …………………………………………………………… 74

第4章　苦痛や苦しい状況に耐えられるようになる ………… 77

　　危機を乗り切るスキルを使って，衝動的な行動を避ける ………… 77
　　トリナのケース－苦痛の舵取りをする ……………………………… 78
　　危機とは？ ……………………………………………………………… 79
　　STOP スキル ………………………………………………………… 81
　　メリットとデメリットを考える ……………………………………… 82
　　生体の化学的性質を TIPP する …………………………………… 84
　　体温を利用する ………………………………………………………… 85
　　強度のエクササイズを利用する ……………………………………… 86
　　呼吸のペースを調整する ……………………………………………… 87
　　対で行なう筋肉のリラクセーション ………………………………… 88
　　ACCEPTS スキルを使って気を紛らす …………………………… 90
　　ACCEPTS を実行する ……………………………………………… 92

五感を使って自分を落ち着かせる ··············· 93
その瞬間に IMPROVE スキルを使う ··············· 95
IMPROVE を実行する ··············· 97
危機を乗り切るツール・キットを作成する ··············· 98
ラディカル・アクセプタンスを実践する ··············· 99
非　受　容に気づく ··············· 100
心の向きを変える ··············· 102
意　欲とわがまま ··············· 103
身体を利用して現実を受容する ··············· 105
今の考えにマインドフルになる ··············· 106
苦痛を耐え抜くスキルについてじっくり考える ··············· 108
苦痛を耐え抜くスキルに関する日誌カード ··············· 110
重要ポイント ··············· 111

第5章　厄介な感情を理解して調節する ··············· 113

何が感情の調節を難しくしているのか？ ··············· 113
ルルのケース−感情に取り組む ··············· 114
感情にまつわる神話 ··············· 116
気持ちを表す語彙 ··············· 117
私たちは感情をどう体験するのか？ ··············· 118
事実をチェックする ··············· 119
行動への衝動と正反対の行動 ··············· 121
どう行動することが正反対の行動になるのか？ ··············· 123
問題を解決する ··············· 125
楽しい活動のリスト ··············· 127
自分の価値観に従って暮らす ··············· 128
価値から目標へ ··············· 130
熟練の域に達する ··············· 131
前もって厄介な状況に対処する ··············· 132
心をケアするために身体をケアする ··············· 133
ロープから手を放す ··············· 134
感情調節の日誌カード ··············· 136
重要ポイント ··············· 137

第6章　対人関係の有効性を高めるスキルを活用して自他を尊重する ······ 139

対人関係の有効性とは？ ··············· 139
ステファンのケース−人間関係の舵取りをする ··············· 140
コミュニケーションに関する神話 ··············· 143
自分の優先事項を明らかにする ··············· 144
DEAR MAN スキルを使って自分が望むものを求める ··············· 147

自分の DEAR MAN スキルを作る ……………………………… *149*

人間関係を改善する「承認」 ……………………………… *151*

自分自身との関係を改善する自己承認 ……………………… *153*

「非承認」に対処する ……………………………………… *154*

GIVE スキルを使って人間関係を改善し保持する ……… *155*

GIVE スキルを実行する ……………………………………… *157*

FAST スキルを使って自尊心を保持する ………………… *159*

FAST スキルを実行する …………………………………… *161*

関係性におけるマインドフルネス ………………………… *163*

関係性におけるマインドフルネスを練習する …………… *164*

対人関係の有効性に関する日誌カード …………………… *166*

重要ポイント ………………………………………………… *167*

第 7 章　進歩を維持する戦略 ……………………………… *169*

「生きるに値する人生」という目標を見直す …………… *169*

レナータのケース－生きるに値する人生を見つける …… *170*

日誌カードを使って経過を追う …………………………… *172*

感情を記録する ……………………………………………… *173*

役に立たない衝動と行動を突き止める …………………… *174*

行動を分析する ……………………………………………… *176*

行動連鎖と解決方法を分析するワークシート …………… *178*

今後を見据えたスキル創造プラン ………………………… *179*

危機に備える：安全計画を立てる ………………………… *181*

意欲を維持する ……………………………………………… *185*

目標に集中しつづける ……………………………………… *187*

重要ポイント ………………………………………………… *189*

結びの言葉 …………………………………………………… *191*

リソース ……………………………………………………… *192*

アプリ ………………………………………………………… *192*

書籍 …………………………………………………………… *192*

有資格 DBT 提供者を見つける …………………………… *192*

危機のとき助けを求める …………………………………… *192*

ウェブサイト ………………………………………………… *193*

参考文献 ……………………………………………………… *194*

謝辞 …………………………………………………………… *196*

著者紹介 ……………………………………………………… *197*

監訳者あとがき ……………………………………………… *199*

索引 …………………………………………………………… *203*

第 I 部

境界性パーソナリティ症を理解する

知識は力だと言われています。ですから，本書は冒頭で，境界性パーソ
ナリティ症（BPD）とその症状，考えられる原因，治療の選択肢につい
て事実を述べ，あなたに力をつけてもらおうと思います。弁証法的行動
療法（DBT）は BPD の治療法としてもっとも深く研究され実証されて
いるものであり，BPD の特徴である厄介な感情や行動や人間関係に取
り組んでいる人たちに，きわめて大きな効果をもたらしえます。このこ
とを知ったあなたは，最初の 2 章を読み終えるころには準備も整い，癒
しをもたらす戦略の学習に突き進んでいけるようになるでしょう。

第 1 章

境界性パーソナリティ症について語ろう

　最初に，境界性パーソナリティ症（BPD）の診断に関する情報，すなわち，BPD がどう定義されているかという点と，診断がどのように進化してきたかについて，その歴史を少々述べようと思います。同時に，BPD と診断されて暮らし，それをマネジメントして克服した人たちの強さと勇気にもスポットライトを当てていきます。この診断に関するよくある誤解や，その誤解のせいで生まれる汚名について，また，なぜそのスティグマが不当なのかについて，おわかりいただけるはずです。そして，たぶん初めてのことではないかと思うのですが，BPD を抱える人たちが共通して体験することや，治療が生活をどう改善しうるか，また現にどう改善するかについても知ることになるでしょう。では，まず次のページのシャロンのケースを読んでみてください。

境界性パーソナリティ症（BPD）とは？

　では，境界性パーソナリティ症（BPD）と呼ばれている「これ」は，どういうものなのでしょうか？　BPD を抱える人たちはしばしば，さまざまな感情や衝動的な行動，自分のアイデンティティ感覚や人間関係で，苦しみもがきます。

　『精神疾患の診断と分類マニュアル 第 5 版（DSM-5）』は，BPD を含む種々の精神疾患の診断基準を列挙したハンドブックです。これらの基準のせいで，しばしば人が落胆したり，裁かれているように感じたりすることがありうることに，どうか気づいてください。それらを基準にして，自分という人間を審判しないでください。

　『DSM-5』によれば，BPD の診断を下すためには，以下の 9 つの徴候のうち，5 つがなくてはなりません。

- 見捨てられる事態——それが現実であれ想像上のことであれ——を避けようと

シャロンのケース—状況を把握する

シャロンは昔から，何かにつけて強く感じ入っていました。誰かに親切にしてもらったり，人の心の広さを目の当たりにしたりすると，この上ない喜びを感じました。夕焼けを見るのがとても楽しみでしたが，同時に深い悲しみも感じました。夕焼けの楽しみはあっという間に終わるからです。同様に，シャロンは自分が大切に思っている人から見捨てられることをひどく怖れていました。不正を見ると怒りに駆られ，それを変えようとしました。愛するときは，激しく愛しました。そして，誰かが自分のせいで動揺しているようだと感じると，羞恥と憤りで打ちのめされるような気持ちになることもありました。

シャロンが抱く感情はある意味，すばらしい天与の才であり，彼女の積極的な行動や創造性，他者への愛と気づかいと共感の燃料にもなっていました。ただ，ときには感情が最悪の敵のように感じられることもありました。否定的な感情を味わうと，圧倒され，無感覚になり，うつろな気分になることも珍しくありませんでした。自傷や薬物使用について考えるなど，危険な行動に駆り立てられている気分になることもありました。彼女は，そのとき味わっている感じ以外のことを感じられるなら，どんなことでもしてやろうと思い込んでいました。

あるセラピストに，境界性パーソナリティ症（BPD）だと診断されたとき，彼女の一部分はそれをひどく恥ずかしく感じました。そこでウェブで検索すると，これを不治の病とする不正確な情報が目に入りました。けれどもその後，彼女は弁証法的行動療法（DBT）のセラピストに出会い，BPD は正しく治療すれば，想像していたような恐ろしい不治の病ではないことを知りました。しばしば手に負えないと感じられる感情も，マネジメントできるようになりうることも知りました。人間関係を改善することも可能であり，この病気だからと言って，自分は壊れていて愛されないということにはならないのだと知ったのです。どれほどほっとしたことか。

して，必死に努力する。
- 対人関係が不安定かつ極端で，相手の理想化と過小評価を交互に繰り返す。
- 自己イメージや自己感覚が安定していない。
- 衝動的行動（たとえば，過食，浪費，性行為，物質乱用，危険運転など）の少なくとも2領域で，自らの健康を損ないうる行動を取る。
- 自殺のそぶりを見せたり，自殺すると脅したり，自傷行為を起こしたりする（もっとも多いのは，自らを切る，焼く，叩くという行為）。
- 気分の変化が著しい。
- 慢性的に虚しさを感じる。
- 不適切な怒り，激しい怒り，制御できない怒りを感じる。
- ストレス関連の一過性の妄想的観念（脅されている，いじめられている，陰謀を企てられているという思いや，他者の動機や意図に対する疑い）や，重度の解離症状（自分の思考や感情，記憶，アイデンティティから切り離されていると感じる状態）が見られる。

　このリストを見てがっかりしたとしたら，あなたは独りぼっちではありません。訓練を受けていないと，こうした基準を理解するのは難解なこともあります。実際，数多くの私のクライアントが感じているのは，家族やヘルスケアの提供者だけでなくセラピストでさえ，この基準を武器にして自分に向かってくるということです。周囲のそうした人たちは皆，BPDを抱えて生きるということが現実にどういうものであるかについて，深い理解を欠いています。あるクライアントはこのリストを，「なぜ私が悪人なのか，その理由をまとめて列挙したもの」だと言いました。
　BPDに関するこの時代遅れの概念に縛られたままでいる理由はまったくありません。弁証法的行動療法（DBT）の創始者であるマーシャ・リネハンは，画期的な著書『境界性パーソナリティ障害の弁証法的行動療法：DBTによるBPDの治療』（邦訳：誠信書房）の中でこれらの基準を再編し，ひとつのモデルに仕上げています。そして，BPDを抱える人たちを診る数多くの治療者が，このモデルはこれまでのものよりはるかにわかりやすく包括的だと考えています。リネハンはBPDの人たちが苦しみがちな調節異常——すなわち調節の問題——について，5つの領域を説明しています。

- **感情の調節異常**：すぐに気分が変わり，感情の調節が難しい。
- **対人関係の調節異常**：人間関係が極端で，ときに混沌とし，見捨てられること

を怖れる。

- **行動の調節異常**：自らを損なうことになりうる衝動性や，自殺行動，自傷行為がある。
- **自己およびアイデンティティの調節異常**：自己感覚があまり明確ではない。虚しさを感じている。
- **認知の調節異常**：他者の動機や，他者が自分のことをどう感じているかについて，疑念を抱く。自分の身体に自分が収まっていないように感じたり，無感覚，上の空，心が離れてしまっていると感じたりする。

　私と数多くの専門家は，BPD のこの捉え方──調節異常の障害と捉える見方──こそが，BPD を抱える人たちが立ち向かう問題を正確に描写していると心から感じています。本書を読みとおせば，調節異常から調節できている状態に移行する方法──すなわち，自分の感情や行動，思考，人間関係，自己感覚<u>によって</u>マネジメントされるのではなく，それらをよりよくマネジメントできるようになる方法──に関する認識が深まります。厄介な感情に対処するスキルの育成に取り組むようになり，それによって，薬物使用やアルコール使用などの役に立たない行動に関わらないでいられるようになります。薬物やアルコールなどの物質使用は，いっときの安堵感をもたらしてくれるかもしれませんが，長期的には問題を引き起こします。

診断の進化史

　かなり以前から論議を巻き起こしてきたのが，特に「境界性」という用語です。時代遅れであり，汚名（スティグマ）の原因になる一方，セラピストにとっては，改善しにくいものであることをクライアントに手短に示す言葉でもありました。同様に，「パーソナリティ症」という用語も，当人に欠陥があることや，問題は内面的なことであって，環境や遺伝には影響されていないことをほのめかす可能性があります。さらに，それが長期にわたる変化のない症状であることも示唆しています。そもそも境界性パーソナリティ症（BPD）をパーソナリティ症に分類すべきなのかという議論や，気分症，解離性同一症とすべきなのか，それどころか，PTSD（心的外傷後ストレス障害）の複雑な型とすべきなのではないかという議論まであります。

　BPD がメンタルヘルス界でもっとも物議をかもし誤解を招く診断のひとつである理由を理解するために，さっと歴史をたどってみましょう。1950 年代，メンタルヘルスの治療──主にジークムント・フロイトが開発した精神分析──は

「神経症」で苦しむ人たちにとって次第に普通のこととなりました。「神経症」という言葉は当時，不安や抑うつ状態と結びついた生活上の困難を表すときに広く使われました。精神疾患の他のカテゴリーは「精神病」とされており，こう診断される人は，現実から離れ，幻覚や妄想に苦しんでいることを意味していました。これは当時，治療できる疾患とは考えられていませんでした。

ところが，3つ目のグループに属する人たちは，上記のいずれにもぴったり収まりませんでした。彼らは現実と接触してはいましたが，精神分析からはあまり得るものがありませんでした。彼らが悩まされていた症状は，私たちが今BPDだと考えているものとかなり一致していました。これらの患者はニューロシスとサイコーシスの「境界線上にいる」者として言及されるようになり，こうして「境界性パーソナリティ症」という概念が，ただ改善することのない症状を意味するものとして生まれたのです。改善することがないというこの前提はのちに間違いであることが証明されています。

診断は進化しつづけていて，数多くの治療専門家やこの疾患を抱えた人たちが公式の診断基準と新たな名称の再考を陳情しています。次第に多くの治療専門家たちがBPDの治療法に関する教育を受けるようになり，この疾患をもつ人たちを，この疾患があることを理由に辱めたり責めたりすべきではないことを学ぶようになってきています。ここまで来るのに，長くかかりました。そして，まだまだ先は長く続いています（お気づきでしょうか？　これはひとつの弁証法的な言い回しですよ。このあと，これについてたくさん学んでいただきます）。

BPD と自傷の関係

自殺念慮，自殺企図，自傷行為は，BPDと診断されている人たちにはごく一般的ですが，それらがありふれた行動・行為だからと言って，真剣に取り上げなくていいということにはなりません。

まず，ここでの用語を定義しましょう。自殺念慮は，自分の命を絶つことについて考えることです。自殺企図（自殺未遂）は，故意に自分の命を絶とうとして行なう行動のことです。対照的に，自傷は，非自殺的な自傷／自傷行為とも呼ばれるもので，故意に我が身を傷つけますが，死ぬつもりはないものを指します。

なぜこれらがBPDを抱える人たちの間で蔓延しているのか，いぶかしく思う人もいることでしょう。研究によって明らかになったもっとも多い理由は，感情的な苦痛の軽減，もしくは，そうした苦痛からの逃避です。

もしあなたに，こうした行為の経験があったり，そうしたい衝動に駆られた経験があったりするなら，あなたはたぶん，感情に襲われたときの衝撃が非常に激しいことに気づいているでしょう。その激しさに圧倒されると，何かをして——どんなことでもして——そうした感情をストップさせたくなったのではないでしょうか。実際のところ，極端な行動は感情的な苦痛を軽減するのに効果を発揮する傾向があります。ただし，それは短期的にだけ，です。間違いなく，リスクや長期的に生じうる影響は確実に軽減を上回ります。とは言え，感情に圧倒されることを考えると，こうした行動がその瞬間には理に適っているように思えることは，わからないではありません。

BPD を抱える人たちが自傷することがあるもうひとつの理由に，無感覚，虚無感，解離感覚（自分の身体とつながっていないという感覚）があります。もしこういった感覚を味わったことがあるなら，それらがどれだけ不快か，わかっているはずです。そういう状態にある人はときに自分を傷つけ，代わりに何か別のことを感じようとします。

自殺企画や自傷行為が生まれる他の理由には，他者に感情的な苦痛を伝えようにも伝える言葉が見つからないので，行動によって伝えようとすることや，自分自身を罰することがあります。

私は以下のことを，口を酸っぱくしてでも言いたいと思います。もしあなたがこうした行動を取っているなら，何をおいても，専門のセラピストに助けを求め，それらに対処するスキルを身につけてください。もし頻繁に自殺したくなる状態であるなら，即座に助けを求めてください。誰に助けを求めたらいいかについては，巻末の「リソース」（192・193 ページ）に情報があります。これに加え，第 7 章では，危機に備えて立てておくことができる安全計画も紹介しています。

どうかくじけないでください。私はこれまで，こうした衝動や行動と苦闘している人たちの生活が，効果的な治療によってどう変わっていくかを自分の目で見る大きな喜びと栄誉を経験してきました。もしあなたがこれらの行動を取っていたり，そうしたい衝動に駆られたりしているなら，あなたも治療の恩恵に預かることができることを，どうか忘れないでください。

汚名を克服する

BPD は残念ながら，メンタルヘルスの専門家からも一般社会からもいまだに汚名を着せられたままの診断です。一般的な固定観念では，BPD 患者は芝居がかっ

ていて，人を自分の思いどおりに操ろうとし，注目を集めようとするタイプだとされています。

　前述したとおり，それほど遠くない過去，治療提供者たちはこの疾患をどう扱ったらいいかわからなかったため，結局，患者たちを「治療抵抗型」に分類していました。「治療抵抗型」はしばしば，当人がよくなりたがらないと言っていると解釈されます。その後，非常に効果的なBPD治療法が開発されていますが，新しい考え方が，それらを必要とする人たちすべてに届くにはしばらく時間がかかる可能性があります。残念ながら現在でさえ，ヘルスケアの専門家の間ですら，BPDはしばしば誤解されています。そして，その結果として，数多くのメンタルヘルスの専門家たちはBPDを抱える人たちを診たがりません。

　セラピストが適切な訓練と教育を受けていない場合，この疾患を診断して治療する際，利益以上に害をもたらしうるというのも，真実です。

　BPDをめぐるスティグマは，たとえば誤診につながる可能性があります。セラピストの一部はBPDについて，古めかしいワンパターンの固定観念的な説明——ハリウッド映画がしばしば飛びついてきた見解——で訓練されます。この疾患を抱える人に関する単純化しすぎた偏りのある描写は，脚本の格好の素材になることがよくありますが，BPDをもつ平均的な人を正確には表現していません。それに，ウェブでBPDを調べたことがあるなら，まず目にするのは，おそらくかなり否定的な情報ではないでしょうか。

　真実でない無責任な固定観念が理由の一部となり，BPDをもつ多くの私のクライアントは，私のところに来る前は，BPDだと診断されていませんでした。BPDにしては「ちょっと感じがよすぎる」からでした。BPDを抱える人たちはしばしば，双極症や大うつ病だと誤診されます。そして，こうした疾患の治療法は大きく異なっているため，この不正確な診断のせいで，少なくとも効果的な治療に遅れが生じ，悪くすれば大きな害が生じます。

　以上すべての理由から，BPDと最新の治療基準に関して最新の知識と情報をもち，訓練を積んだ臨床家を見つけることが，何よりも重要なのです。

　とりわけ重要なのは，治療する側が自傷や自殺などの行動にまつわるスティグマに気づいているという点です。一部のセラピストを含む多くの人々は，自傷を行なったり自殺念慮を抱いたりする人たちを理解し手助けするのに適任ではありません。臨床家などは，結果を怖れる気持ちがある上に，実際そうした衝動をおそらく自ら経験したことがないせいで，これらの行動を恐ろしいと感じ，よくわからないと感じているのかもしれません。けれども，研究が明らかにしているところによれ

ば，他者の注意を惹いたり，他者を操ったりすることは，BPD 患者がそうした行動に走る主な理由ではありません。場合のいかんを問わず，助けを求めることや注目してもらおうとすることは，人間らしさの基本的な部分ではないでしょうか？ BPD を抱えている人の場合，なぜそれが病的なものだとみなされなくてはならないのでしょう？

　状況が変わってきていると言えるのは幸いです。効果的な治療法が開発され，そうした治療法の成果に関する朗報への注目が高まるにつれ，BPD の診断を取り巻くスティグマを捨てる人が増えています。そして，このあと知っていただくことになりますが，個々が BPD を克服できるようになるだけではなく，非常に感じやすい人々であるということには，かなりよいこともあります。

強み，レジリエンス，共感

　BPD の症状はわかりにくいため，あなたは周囲から——とても親密な人たちからさえ——批判されたり拒絶されたりした経験があるかもしれません。もちろん，BPD の症状に対処するのは非常に困難なこともあるのはご存知でしょう。けれども，私はこれまで，素晴らしい才<ruby>才<rt>ギフト</rt></ruby>を併せもたない BPD の人をなかなか見つけられずにいます。BPD を抱える人たちには，しばしば以下のような特徴があります。

- **直観力があり，知覚が鋭い**：BPD をもつ人はしばしば，自分の周囲の状況や他者の感情に非常に敏感です。
- **情熱的である**：BPD をもつ人が愛するときは，激しく愛します。大切に思う対象に対して献身的で誠実です。さまざまな考えや計画に熱くなります。他者はしばしば，この情熱を感動的だと感じ，BPD をもつ多くの人たちは高いカリスマ性をもっています。
- **人をよく気づかい，共感力が高い**：BPD をもつ人は感情にきわめて敏感なため，大義と人助けに情熱を注ぎます。多くが活動家やボランティアであったり，人を助ける専門職に就いていたりします。
- **レジリエンスがある**：抗いがたい感情によるストレスを，日々なんとかしようとひたすら対処するのは，レジリエンスと創意があることを示しています。
- **大胆である**：衝動性は，しばしば否定的に捉えられている BPD の特徴ですが，大胆かつ勇敢であり，進んで本音を語ろうとしているということでもありえます。

- **創造的である**：BPD をもつ人の多くは，自分の激しい感情を創造活動に向けています。BPD をもつ人はしばしば自分の感情を，音楽や芸術，パフォーマンス，著述を通して表現します。

　忘れないでください。あなたにあるのは，症状だけではありません。誰にも強みがあり，あなたも例外ではありません。

BPD をどう経験するかは人それぞれ

　数多くの人が BPD を抱えてはいますが，それをどう経験しているかは人それぞれです。このことを憶えておくことが重要です。BPD は実にさまざまな形で現れます。中にはその症状を内向させる人もいて，他者はまれにしか——非常に親密な関係にある人はたぶん別でしょうが——彼らが苦しんでいることを知りません。これはときに，「静かな BPD」と説明されます。一方，自分が感じていることをはっきりさせる大仰なやり方で感情を表す人もいます。また，自分の感情体験にひどく苦しんできたために，感情恐怖に近い状態になり，感情の引き金となる気分や状況や人を避けるためならなんでもするという人もいます。たとえば，怒りを表に出すと自分にとって厄介なことになるという場合，内心ひどく動揺しているにもかかわらず，なんとかして常に平静を装おうとします。ほかにも，自分が苦しくなると，それを他者のせいにする人もいれば，自分自身を責めたり批判したりする人もいます。

BPD を抱える人がよく経験すること

　本章では，既にマーシャ・リネハンによる BPD の概念に触れましたが，リネハンは，BPD を抱える人たちが取り組んでいる困難の領域は5つに分かれるとしています。感情，対人関係，自己感覚，認知，行動の5領域です。これらの調節異常がそれぞれどう体験されるのかを，もう少し詳しく見ていきましょう。

感情の調節異常

　これは，コントロールできないと感じられる感情や耐えがたいと感じられる感情などが生じるということです。自分の感情が強烈かつ唐突で，急速に変化していることに気づくこともあるでしょう。加えて，こうした感情を一時的に軽減してくれそうな行動——ただし長期的な目標とは合致しない可能性のある行動——を，自分

が取りたくなっていることに気づくかもしれません。

対人関係の調節異常

　この調節異常が生じていると，人間関係はときに荒み，ひどく混乱しかねません。相手との間で物事がうまくいっているときは，なんの問題もありません。けれども，何かがうまくいかなくなると，打ちのめされ，傷ついたと感じ，その関係は修復不能だと思い込むこともあるでしょう。また，自分が大切にしている人から見捨てられることを怖れることもあります。ときには，これを怖れるがゆえに，実際に見捨てられる結果を招くような行動を自ら衝動的に取りたくなることもあるかもしれません。距離を置いてほしいという相手に対して，やたらにテキスト・メッセージを送ったり，電話をかけまくったり，懇願もしくは粘着したりするのは，その例です。

自己感覚の調節異常

　この異常は，虚無感や孤独感，倦怠感となって現れます。あるいは，自分の性格特性や信念，この世界における目的について混乱が生じることもあるでしょう。特定の人たちと過ごす時間が増えるにつれ，自分の価値観や関心，目標，アイデンティティさえもが変化して，その人たちに合ったものになりつつあることに気づくかもしれません。けんめいに溶け込もうとしても，何をどうやっても独りぼっちなままで除け者にされていると思うこともあるでしょう。

認知の調節異常

　認知の調節異常とは，簡単に言えば，思考上の問題のことです。ときに，白黒をはっきりつけたがる考え方をしたり，「全か無か思考」をしたりするかもしれません。特に感情が高ぶっている場合，人を見るとき，欠点はありながらも素晴らしい人物だと考えるのではなく，完全な善人か完全な悪人という捉え方をすることがあります。認知の調節異常には，もうひとつあります。自分を取り巻く世界が現実のものではないと感じるケースで，これは，解離と呼ばれています。あとひとつ，他者は自分を否定的に評していたり，自分を傷つけようとしていたりすると信じ込み，被害妄想に陥るケースもあるでしょう。自分を大切に思ってくれているとわかっている人の動機を疑うこともありえます。

行動の調節異常

　これは，大きな感情が引き金になった行動をコントロールできない状態のことで

す。感情が激しすぎると，自傷の衝動に駆られたり，さまざまな衝動的行動を取ったりすることがあるかもしれません。衝動的な行動というのは，たとえば，薬物やアルコールの使用，浪費，ギャンブル，過食，危険運転，危険な性行為などです。感情が高ぶっていると，自殺や脅迫を企てずにはいられなくなることがあるのは，そのとき味わっている苦痛に対処するには，ほかに方法がないように思えるからです。

BPD の原因となりうること

　遺伝的特徴と人生経験はおそらく，BPD の発症に寄与する要因と言えるでしょう。数多くの研究者が BPD を，「生物社会的理論」と呼ばれるレンズを通して見ています。この理論の「生物」の部分は，感情に対して他者より敏感に生まれついている人が確かに存在しているという点を強調しています。こういう人たちの場合，そうでない人より頻繁に感情的になり，その感情はより強く感じられ，より長く継続します。そして，こういう人たちは，激しい感情を経験したのちにベースラインに戻るまで，そうでない人よりつらいときを過ごします。

　衝動的な行動に向かう生物学的素因もあるかもしれません。そうした素因のある人にとっては，たとえ自分の行動が問題を引き起こしても，その行動をコントロールするのは難しいのかもしれません。むら気に邪魔されるせいで，彼らは絶えず目標を達成しようとし，行動をコントロールしようとして苦しんでいる可能性があります。

　生物社会的理論の「社会的」要素の部分は，非承認的で無効化してくる社会的環境が，感情の調節を難しくしている可能性を指しています。非承認的な環境というのは，ケアの提供者その他が感情に敏感な人たちの感情を無視し，行動が手に負えなくなるまで何もせず，感情的な反応を変えるよう頼んだり要求したりするだけで，その変化を可能にするツールは提供しない状況のことです。

　非承認的な環境に寄与している人々は通常，害を及ぼそうとしているのではありません。そうではなく，どう手助けしたらいいのかわからなかったり，感情を理解して尊重することがどれだけ重要なのかを認識していなかったり，あるいは，彼ら自身，圧倒されている状態で助けを欠き，もがき苦しんでいたりするのかもしれません。ときに，感情に敏感な人たちと彼らにもっとも近い人たちは，器質的にあまり合っていないこともあります。ただ，両者は同じ言語を話していないというだけのことなのですが――。いずれにせよ，感情に敏感な人たちは結局，自分の感情には筋が通っていない，自分の感情は悪だ，間違っているなどと信じ込むようになり，

感情が手に負えなくなって初めて助けてもらえると思い込むようになる可能性があります。

　そして，感情が過敏になればなるほど，自分の環境から承認してもらえないと感じる傾向が強まり，それがさらに激しい感情を生むことになります。

なぜ BPD はうまく対処するのがそれほど難しくなりうるのか？

　マーシャ・リネハンは BPD を抱える人たちとのワークを参考に，BPD をもちながらまだ治療を受けていない人々について，感情に火傷を負った患者のようだと語っています。BPD がある場合，どのような感覚も，どのような感情も，耐えがたいほどの苦痛になりかねません。感情の激しさと苦しみの耐えがたさのせいで，人間関係は混乱し，見捨てられることを怖れ，他者から批判されているかもしれないと考えて，強烈な反応を示します。自分自身や他者に対してひどく批判的になっているかもしれません。そして，他者はどうかというと，先に述べたとおり，どう手助けしたらいいのかわかっていない可能性がありますし，そうした感情にうまく対処するスキルを当人に教えることもしません。

　このような状況下でこの疾患がしばしば誤解されるのは，不思議でもなんでもありません。でも，忘れないでください。BPD と診断された時点で希望がもてるのには，大きな理由があります。本書を読み進めるとおわかりになりますが，根拠に基づいた非常に効果的なスキルがいろいろとあります。これらのスキルを身につけることで，あなたの暮らしや人間関係は大きく改善し，その結果として，調節異常をおおいに軽減することができるようになります。

あなたは独りぼっちではない

　BPD がどれだけありふれたものであるかを知ったら，あなたは驚くかもしれません。最近の研究によれば，米国住民の 1.6%，すなわち約 400 万人が BPD を抱えて生活しています。そして，米国で BPD と診断された者の 75% を女性が占めています。ただ，BPD の診断は性別に基づいた偏ったものであるという点が，これまでずっと示唆されています。BPD を抱える男性は誤って，PTSD もしくは大うつ病と診断されているのかもしれません。

　というわけで，もし BPD と診断されているなら，あなたは独りぼっちにはほど遠いだけでなく，同じ診断を受けている他者からの支援を得ることでおおいに助け

られる可能性もあります。調節異常に苦しむ人たちを手助けする人はたくさんいます
し，支援組織もさまざまあり，私は毎日，そうした人々や組織に対して湧き上が
る称賛の思いで胸がいっぱいになります。どうか彼らと連絡を取ってください。種々
あるグループではしばしば，BPD から回復しつつある人たち，彼らを大切に思う
人たちがスタッフを務めています。BPD の罹患と結びつきうる肯定的な資質のリ
ストを既に読んでいるなら，あなたは間違いなく，彼らをとても素晴らしい人たち
だと思うことでしょう。自分のことをわかってもらえると感じ，希望が湧いてきて，
孤立感も減っていくことでしょう。こうした組織については，リソース（192・193
ページ）に数多く掲載しています。

治療で必ず改善する

　感情や行動や人間関係の調節に苦労して取り組んでいるとき，人生はいつもこん
なふうとは限らないと信じるのは難しいかもしれません。「ほかの人たちの場合，
状況は変わるかもしれないけれど，私の場合は違う」と思っているかもしれません。
けれども，確かなデータが，BPD は治療可能であって不治の病ではないことを示
しています。

　BPD に効果があると証明されているセラピーは数多くあります。たとえば，弁
証法的行動療法（DBT），メンタライゼーションに基づく治療（mentalization-based
treatment, MBT），転移焦点化精神療法（transference-focused psychotherapy, TFP）
などがそうです。日々，新たな治療法が開発されつづけ，研究が続けられています。
BPD と診断されたからと言って，一生その症状を抱えて生きていかなくてはなら
ないということにはなりません。

　2015 年に行なわれたある研究が指摘していることですが，包括的な DBT プログ
ラムで 1 年間治療を行なうと，患者の 77%が BPD の基準を満たさなくなります。
少し前まで治療不可能だとされていた疾患にとって，これはきわめて大きな励みと
なります。

重要ポイント

　あなたは本章で，境界性パーソナリティ症（BPD），および，その歴史と予後について，多くを学びました。これらがわかったことで，あなたは自らの症状マネジメントに向けて大きな一歩を踏み出しました。そして，まだまだたくさん学んでいただきます。先に進むに当たって，以下を心に留めておくと役立ちます。

- BPD は，現状において，感情，行動，自己感覚，人間関係，認知のマネジメントに支障をきたすことを特徴とする疾患です。BPD であることは，悪人だという意味ではありません。

- BPD には，汚名を着せられた歴史がありますが，研究が進み，新たな治療法が種々開発されたことで，この疾患に苦労して取り組んでいる人たちは，その才を世間の人々と分かち合おうとしています。

- この疾患では，自傷と自殺行動は珍しくありません。これらの問題で助けが必要な場合は，巻末の「リソース」（192・193 ページ）を参照してください。

- あなたは独りぼっちではありません。BPD であっても，治療で確実に改善する可能性があります。あきらめないでください。希望はあります！

第2章

持続的な変化を生む弁証法的行動療法

　境界性パーソナリティ症（BPD）の理解が進み，BPD に関する間違った概念も一掃されたので，いよいよ治療法について語ります。これから詳しく見ていくのは弁証法的行動療法（DBT）で，これは第1章で触れたとおり，しっかり研究された効果的な BPD の治療法です。ここでは DBT の基盤を調べ，治療法を構成するさまざまなスキルについて少々説明します。また，ほかにも根拠に基づいた BPD の治療法がありますので，それらについても短く触れ，本書をこれから読み進める中で読者の皆さんが何を期待できるのかを論じていきます。

弁証法的行動療法（DBT）を掘り下げる

　ここまでは，DBT について軽く触れただけでしたが，DBT とは，正確にはどういうものなのでしょう？　DBT は既に述べたとおり，マーシャ・リネハン博士が開発したもので，根拠に基づいた治療法です。「根拠に基づいた」というのは，この治療法の効能を支持する研究が大量にあるということです。DBT は本質的に，認知行動療法（CBT）にマインドフルネスと受容のスキルを結びつけたものです。これらの概念には何が含まれているのかを本章では掘り下げていきます。

　BPD を抱える人たちは自分の感情の調節に苦労して取り組んでいます。この感情の調節異常によって生じる行動のせいで，思うとおりの人生を送る力が妨げられている可能性があるのです。DBT は，生きるに値する人生の創造を阻む問題行動を特定し，そうした問題行動を追跡して理解し，最終的には，それらをもっと有効な新しい在り方に置き換えていきます。

キャシーのケース－適切な支援を見つける

　キャシーはセラピーを受けに行くのが心底イヤになりはじめたことがありました。セラピーでは，自分の人生と自分の問題について語り，おかげで，ときには少し気分がよくなりはしたものの，そうでないときは，苦痛を伴うことについて話すせいか，それ以前よりひどい気分になってセラピーから帰ったものです。彼女の生活が少しでも落ち着いていれば，セラピストも何度かのセッションで，状況を改善するにはどうしたらいいかについて，ひょっとしたら多少提案をするかもしれません。けれども，翌週のセッションまでに別の危機が勃発して，注意はそちらに向けざるをえなくなりました。

　快方に向かうことなど，永遠にないように思われました。そして，キャシーが自傷したくなりそうだという気持ちについて触れたとき，セラピストは入院のことを口にしはじめました。キャシーには，入院経験のある友人がいましたが，そのときの入院は役に立たず，友人の心はひどく傷つきました。キャシーはときに，セラピストの目の奥に恐怖が浮かぶのを見ることもあり，それはまるで，どんな手助けをしたらいいのか皆目わからないと言っているかのようでした。

　その次のセッションで，セラピストは同僚に相談したと言い，弁証法的行動療法（DBT）ならキャシーに大きな効果をもたらしそうだと思うと言いました。そして，知り合いによい治療をするDBTセラピストが何人かいるので，ぜひ連絡するようにと，キャシーを励ましました。キャシーは最初，少し拒絶されたような気がしましたが，新しいセラピストとしばらく接するうちに，自分にとってDBTこそ適切な方法だとわかるようになりました。今度のセラピストはわかってくれたのです。このセラピストはキャシーの問題に圧倒されてはいないようでしたし，これなら快方に向かえるかもしれないと思えるサイズにまで，問題を小分けにすることができました。長くかかりましたが，キャシーは初めて希望を感じました。

認知行動療法（CBT）に根差している

　既述のとおり，DBT は認知行動療法（CBT）にアクセプタンスとマインドフルネスを結びつけたものです（頭字語が多いのはご容赦ください）。とは言え，これは実際に何を意味しているのでしょうか？　まず，CBT の背後にある理論をごく簡単に説明しましょう。思考（CBT の「C」，すなわち cognitive の部分）と行動を変えれば，感情は変わります。そして，感情が変われば，思考と行動も変わりつづけます。ここでは明らかに，変化に焦点が絞られています。

　この治療法を用いると，中には，自分は承認されていないと感じる人がいます。感情の調節に苦労して取り組んでいる多くの人たちは，従来の CBT に直面すると，変化に焦点を絞ることの方が，今自分が経験している問題の困難よりも重視されていると感じる可能性があります。そうなると，自分を助けようとしている相手は自分の状況を完全には理解していないのではないかと思うこともあるでしょう。であれば，うなずけます。「私を支援しようしていると言っても，この人，本当は状況を把握していないのね」と思えば，介入や解決法を受け入れるのは実に難しくなりえます。

　そこで，マーシャ・リネハンは DBT の創始に当たり，CBT の有用性にある要素を混ぜ込みました。人には，自分の話を聞いてもらっている，一切判断を加えることなく自分を受け入れてもらっている，確かに自分の問題を真剣に受け止めてもらっていると感じる必要がありますが，そうしたニーズの説明となる要素を混ぜ入れたのです。こうして加わった要素には，自己と他者の承認，アクセプタンスの採用，マインドフルネスの増進があります。ここに生まれた大きな違いは，DBT が「アクセプタンス<u>と</u>変化のバランスを取ること」の重要性を強調しているという点です。

DBT の創始と進展

　マーシャ・リネハンは当初，特に自殺念慮があり自傷を行なっている人たちのために，行動に基づいた治療法を創りたいと思っていました。しかし，彼女が治療していた人たちは，変化志向の行動療法で指導しようとすると，自分を承認してもらっていないと感じました〔承認については第6章139ページで詳述〕。彼らは自分の痛みを彼女にわかってもらえない，自分を問題だと考えてもらえないと思ったようでした。

30 第Ⅰ部　境界性パーソナリティ障害を理解する

　そこで，リネハンはギアを入れ替え，アクセプタンス志向のセラピーを開始しました。患者は，それまでよりも理解してもらっている，承認してもらっていると感じるようになりました。ただ，その結果として，アクセプタンスのみに焦点が絞られるという問題が明らかになりました。クライアントはセッションとセッションの間には，行き所のない気分を味わいました。彼らには，自助努力で生活を改善するために日々使えるスキルや戦略がなかったのです。

　ここに来て，形勢を一変させるリネハンの考えが働きはじめました。変化志向のテクニックとアクセプタンス志向のテクニックを混ぜ合わせることにしたのです。これらの融合は，彼女のクライアントたちにとっても，心理学界にとっても実に革命的なことでした。リネハンは自分のチームと共に，この治療法が間違いなく効果的に働くよう，広範囲にわたる研究に打ち込みました。そして，もっとも効果的な支援方法を見つけようとするその専心のおかげで，この治療法は最新の研究結果を基盤にして進化しつづけています。

　DBT はその創設以来，現代のもっとも重要な科学的見解のひとつとして，世界中の無数の人たちを助けるまでになっています。

アクセプタンスと変化を弁証法的に包含する

　アクセプタンスと変化のバランスを取るという概念を発展させるに当たり，リネハンは当初，相容れないふたつのものを包含する概念に名称があるとは思いもしませんでした。「弁証法」とは，かねてより科学的かつ哲学的思考に影響を与えてきたひとつの複合概念です。これは，正反対の考えを調べて徹底的に研究するひとつの方法です（前章に，「ここまで来るのに，長くかかりました。そして，まだまだ先は長く続いています」とあったこと，憶えていますか？　この言説は矛盾しているように思えるかもしれませんが，ふたつの文は双方とも真実たりえます）。リネハンは治療法の名称に，この「弁証法」という言葉を入れることにしました。自分が治療している人たちを助けているアクセプタンスと変化のバランスを，それが効果的に説明していたからです。

　では，アクセプタンスと変化のバランスを取ることで，セラピーのセッション中のみならず現実の生活においても，BPD を抱える人たちはどのように助けられるのでしょうか？　ひとつの状況の多くの側面を見られるようになることは，感情の調節異常の軽減にたいへん役立ちます。たとえば，私が何か間違いを犯したとしましょう。このことを，変化志向の観点のみから見ていたら，間違いが修正されるま

で気を抜いてはいけない，自分に非常に厳しく対応し，確実に過ちを繰り返さないようにしなくてはならないと考えるでしょう。この問題に取り組んで解決するまで，今の気持ちを乗り越えて前に進むことはできないと感じるかもしれません。他方，同一の状況をアクセプタンス志向の観点のみから見ていたら，肩をすくめて「ま，仕方ないか」と言い，しまいには「私の行動なんて別段意味はないし」と思うことにして，希望を失い，やる気をなくすことでしょう。しかるに，もし弁証法的観点から対応すれば，自分は人間であり間違いを犯すものだと認めつつ，同時に，変化できるように取り組み，新しいことを学ぶことを自分に許可できるはずです。

　このようにバランスを取ることで，はるかに容易に感情を調節できるようになります。行き詰まりを感じて，状況の見方はひとつしかないと思い込むのは，弁証法的思考を欠いていると見ていいでしょう。どのような状況であれ，「ほかに，そのとおりだと思えるのは，どんなことだろう？」と自問することで，弁証法的な方法を実践することができます。このシンプルな質問はしばしば，自分自身や他者や生活全般を別の観点から眺めるのに役立ちます。複数の観点から物事を見る力は，行き詰まってしまったという気持ちを軽くするのに役立ち，人間関係を改善する上に，複数の問題解決の方法を考え出すのにも役立ちます。

アクセプタンスと成長を促す DBT スキル

　弁証法的行動療法（DBT）で教えるスキルは，以下の４つの構成単位（モジュール）に分けることができます（32 ページ）。

- 感情の調節
- 対人関係の有効性
- マインドフルネス
- 苦痛に対する耐性

　左のふたつは変化のスキルで，右のふたつはアクセプタンスのスキルです。それぞれのモジュールに何が関わっているのかを，これからここで見ていきます。そして，第３章から第６章では，さらに詳細に掘り下げていく各章で，各モジュール固有のスキルを順次，学ぶことができるようになっています。手始めに，次のページにあるわかりやすい図で，各モジュールとそれぞれの簡単な定義を見ることにしましょう。

　読み進める前に，DBT のスキルは一度だけ使えばいいというものではないことを知っておくことが重要です。よくあることですが，本当に効果的に感情を調節し

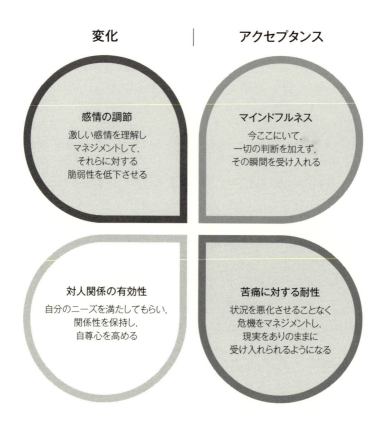

ようと思ったら，どのような状況であれ，少なくともいくつかのスキルを使うことが必要になるでしょう。DBTのさまざまなスキルは言語だと考えてください。ひとつかふたつの単語もしくはフレーズで事足りることもあるでしょうが，成功につながる可能性がもっとも高いのは，数多くの異なるスキルをよどみなく使えるようになることです。

　さまざまなスキルをどう適用するかを学び，どのスキルをいつ使うべきかを知るには，時間と実験が必要です。あるスキルはときに，自分の感情状態を改善するとは思えなかったり，自分の行動を変えるのに役立つとは思えなかったりすることでしょう。これは当然のことです。その特定のスキルはもっと練習が必要なのかもしれません。あるいは，いくつかのスキルを組み合わせる必要があるのかもしれません。スキルの中には，悪化防止を意図しているだけで，感情の状態を変えるための

ものではないものもあります。単にあなたには役立たないだけというスキルも，ときにはあるでしょう（でも，そう決め込む前に，どうか数回は試してくださいね）。

では，DBT を構成する 4 つのモジュールを，さらに詳しく見ていきましょう。

感情の調節

感情を調節するスキルは，気持ちに名前を付け，感情を調節して，反応の仕方を変えるのに役立ちます。これらのスキルを役立てれば，否定的な感情が生じたとき，それらに打ちのめされたり，それらを避けようとしたりするのではなく，より効果的にそれらと対峙して反応することができるようになります。DBT のセラピストがしばしばクライアントに言うことですが，成功とは，必ずしもよりよい気分になることではなく，感じ方の腕を上げることです。感情調節スキルの主要目標は，否定的な感情に対する脆弱性を低下させ，肯定的な経験や肯定的な出来事への関与とそれらに関するマインドフルネスを高めることです。感情調節のスキルは変化志向です。

対人関係の有効性

このモジュールの焦点は，自分が必要とするものを手に入れることと，自分自身の自尊心を保持しつつ人間関係を保持することに絞られています。ここで学ぶさまざまなスキルは，要望が叶うことを 100% 保証しているわけではありませんが，他者がこちらの要求や拒絶をより真剣に受け止める可能性を高めてくれます。対人関係の有効性を高めるスキルは変化志向です。

マインドフルネス

DBT の中核的スキルはマインドフルネス，すなわち，今という瞬間に注意を向け，この瞬間を変えようとすることなく，そのまま受け入れることです。DBT のスキルがマインドフルネスを必要とするのは，私たちが反応すべき対象は，まさに今，現実に起きていることであって，起きてほしいと願っていることや起きるだろうと想像することではないからです。また，マインドフルネスは，自らの賢明な心にアクセスするとき，重要な役割を果たします。叡智マインドは，最善の自己でいる能力やよい結果につながる決断をする能力を支えます。この概念については，第 3 章でさらに学びます。マインドフルネスのスキルの目標は，現状を変えるのではなく，その現状を経験し，それに耐えることです。

苦痛に対する耐性

　苦痛を耐え抜くスキルにはふたつのカテゴリーがあります。危機を乗り切るスキルと，ラディカル・アクセプタンスのふたつです。

　危機を乗り切るスキルは，困難な状況において，それらを悪化させることなく通り抜けていくためのツールです。これはまず，あるレベルの苦痛を味わっていることに気づくところから始まります。ここで言う「あるレベルの苦痛」というのは，自分の価値観や目標と一致しない選択をせざるをえなくなる苦痛のことです。この苦痛に気づくことができたら，スキル一覧の中から，自分をなだめるのに役立ち，今のこの瞬間から気持ちを逸らしたり，この瞬間を改善したりするのに役立つものを選びます。間違っても，無益な「危機が煽る衝動」に駆られるまま即座に行動するようなことはないようにします。

　対照的に，ラディカル・アクセプタンスが焦点を絞っているのは，自分には変えられない困難な状況に——今この瞬間の状況であれ長期にわたる状況であれ——直面した際にどう対処するかという点です。マインドフルネス同様，苦痛に耐え抜くスキルの根底には，受容（アクセプタンス）があります。

DBT を独りで使う場合と，セラピストと共に使う場合

　DBT では通常，構造化されたセッションが週に一度行なわれるほか，セッションとセッションの間に関するセラピストによるコーチング，スキル・トレーニング・グループ，セラピストが参加するものとして，他の DBT 提供者らとの週１コンサルテーション・グループがあります。これは一般的に「包括的 DBT」と呼ばれるもので，根拠に基づいている——すなわち，研究が繰り返され効果的であることが判明している——とされる DBT の枠組みです。本書はもちろん，包括的 DBT ではありません。けれども，だからと言って，本書が有用でないということにはなりません。DBT セラピストである私たちは，DBT が高額であり，なかなか受けられない場合があることをよく知っています。だからこそ，本書があるのです。本書はあなたのリソースをさらに支え，「自分でやろう」とする心意気を応援します。追加の支援を提供するために，本書には，自助 DBT リソースとして役立つ提案を数多く掲載していますし，オンラインでさらに詳しくスキルを学ぶ低価格の方法も種々紹介しています。詳細は，リソース（192・193 ページ）をご覧ください。

　今，DBT を使っていないセラピストのセラピーを受けている場合は，もしよかっ

たら，本書をセラピストと共有してください。私の知り合いのセラピストたちは常に意欲的に，自分の有効性を高める方法，クライアントの苦しみを軽減する方法を学ぼうとしています。

DBT を学ぶのに，時間はどのくらいかかるのか

　DBT でよい結果を出すために自らの準備を整えるには，DBT の主たる弁証法——すなわち，真逆に見えるアクセプタンスと変化のふたつ——についてマインドフルになることが必要です。あなたが本書を読んでいる第一の理由は，変化を求めているからだと言っていいと，私は思っています。また，あなたが日々の暮らしで関わっている人たちの中にも，なんとか変わりたいと思っている人がいるかもしれません。そして，きっと誰もがその変化がすぐに起きることを望んでいるはずです。しかしながら，取り組みはぜひともゆっくり進めていただき，そうするよう自らをしっかり励ましていただきたく思います。弁証法的な思考と DBT のスキルの統合には，時間がかかります。

　構造化された DBT プログラムに参加する場合，通常，少なくとも 6 カ月はこれに取り組むことになります。本書を使って独りで取り組む場合にも，十分に時間をかけ，第 3 章から第 6 章に提示されている順に，各モジュールには 1 カ月から 1 カ月半かけることをお勧めします。

　さまざまなスキルの適用方法を学び，どのスキルをいつ使うべきかがわかるようになるには，時間と実験が必要です。ときには，あるスキルがなんの変化も生んでいないように感じられ，行動を変えるのに役立っていないように思えることもあるでしょう。それは想定内です。そのスキルをもっと練習する必要があったり，そのスキルを他のいくつかのスキルと結びつける必要があるのに，その内のいくつかがまだ身についていないということがあったりするかもしれません。また，スキルによっては，事態の悪化防止のみを目的としていて，感情の状態に大きな変化をもたらそうとするものではないことがあります。なんらかのスキルがあなたには合わない場合もありえますが，そのようなスキルでも，そう決め込む前に数回はやってみる価値があることを忘れないでください。

始める準備をする

第Ⅱ部に進む前に，さらに少し考察しておきましょう。DBT に取り組む旅を楽にする一助としてできることがいくつかあります。

- **スケジュールを立てる**：毎日時間を確保し，集中できるように居心地のよい静かな場所を決めておくと，スキルの習得を習慣づけるのに役立ちます。

- **自分に優しくする**：本書を使用している最中に強烈な感情が湧いてくる可能性があることを知っておくと役立ちます。自分を思いやり勇気づけることは大切です。また，進む速度を緩めたり休息したりする必要がある場合，自分につらく当たらないようにしましょう。

- **話すことは OK だが，随意に**：あなたはこの旅に出ることを，信頼している大切な人に話したいと思うかもしれませんし，思わないかもしれません。伝えておけば，相手はあなたを支えたり励ましたりすることができます。ただ，どうすれば手助けできるかを，必ず知らせておきましょう。たとえば，強烈な感情を経験している私たちの誰もが証言できることですが，大きな苦痛を感じているときに，「さあ，DBT のスキルを使って」と言われると，自分をまったく承認してもらっていないという気分になりかねません。ですから，支えになってくれる人には，緩い約束事——すべきこと・すべきでないこと——を伝えておき，対立や誤解を最小限にしておけるようにしましょう。

- **進歩を追跡する**：後続のスキル関連の各章には，さまざまなスキルをどのような頻度で練習しているかや，それらがどれだけ役立っているかを記録できるよう，追跡用の日誌カードが用意されています。ぜひこれらを活用してください。旅を進めながら，自分のスキルのレパートリーを同定しつつ形成していけるようになります。また，よどみなく進めるのに役立つフラッシュカードやスキルのリマインダーを創りたいと思うことがあれば，有用なツールを紹介しているリソース（192・193 ページ）をご覧ください。

BPD に効果のある他の治療法

　境界性パーソナリティ症（BPD）のための根拠に基づいたさまざまな治療法の中で，もっともよく知られていて，もっとも研究が進んでいるのが，弁証法的行動療法（DBT）です。本書はこの DBT に焦点を絞っていますが，ほかにも有望な BPD の治療法があることを知っておくことも重要です。

メンタライゼーションに基づく治療（mentalization-based treatment, MBT）

　この治療法が目ざしているのは，自分自身の心的状態を理解できるようになること，自分自身の思考と感情を他者のそれらと区別できるようになること，自分の周囲の人々の心的状態を想像できるようになることです。自分自身の感情と他者の感情を理解できれば，他者の行動の裏にある意図がわかるようになり，衝動的な反応や無益な反応を回避できるようになります。

転移焦点化精神療法（transference-focused psychotherapy, TFP）

　この治療法が焦点を絞っているのは，セラピストと患者の人間関係です。患者のアイデンティティ感覚が重要視され，自己および他者双方のより安定した現実的な体験を生み出します。対人関係や自尊心や気分に生じるアイデンティティに基づいた問題が取り組みの対象となります。

スキーマ療法

　この治療法の目標は，不健全な思考法を特定し，それらを変えることです。この治療法が想定しているのは，子ども時代の基本的な（安全，受容，愛などの）欲求が十分に満たされていない場合，この世界の解釈の仕方やこの世界との交わり方が不健全なものになるということです。こうした「スキーマ」〔内的な枠組み〕は，現在の生活の中で，過去の出来事に似た出来事が起きると，その引き金が引かれます。それに応じて，子ども時代に培った不健全なパターンに頼ることになり，より効果的な思考法や行動の取り方ができなくなるのかもしれません。

本書でたどる旅の中で予期できること

　先に触れたとおり，厄介な思考や思いは，厄介な感情やそれらをマネジメントするスキルに取り組んでいるとき，間違いなく生じます。どれだけ言っても言い足りませんが，そういう状態になっているとき，自分自身につらく当たる，自分自身を批判する，自分自身を軽蔑するといった態度を取ると，状況はよくなりません。BPDと診断された非常に多くの人たちは，厳しい自己批判をし，強い羞恥心を抱きます。そして，自らも他者も問題だと認めている行動を変えるには，自分自身につらく当たり自分自身を許さないことこそ必要であり，助けになると考えるのが一般的です。これは**まったく真実ではありません**。

　自分自身に厳しくし，自らをけなすと，実は，今食い止めようとしている感情や問題行動を増強させることになりがちです。あなたはこれまで，自分のある点が嫌いだと感じ，自分自身を裁き，しまいには最悪な気分になったことはありませんか？　その後，ふと気づけば，事実上問題を悪化させるようなことをしていたことがありませんか？　たとえば，仕事で何かミスをしてしまい，「おまえはなんて役立たずなんだ」と自分を責めていたら，そのせいでひどく動揺して時間が経つのを忘れ，会議に遅刻したというような経験はありませんか？　もし自分を思いやっていたら，別の結果になっていたかもしれません。

　自分自身に優しくしましょうと言うのは，実際に優しくすることに比べたらはるかに簡単であることは，百も承知です。大切なことは，自らの行動を恥じる，強烈な感情を抱いたことで自らを裁く，もう前に進めないと絶望的な気持ちになるといった状態に陥っていることに気づいたら，大切に思っている人に接するように自分自身に接することを，何をおいても心がけてほしいということです。たとえば，自分を批判しないで励ます，自分を見下すコメントをしないで思いやりのある提案をする，まだ先は長いという点に焦点を絞らず進歩を認める，といったことをしましょう。

　必ずしも易しいことではありませんが，実践しつづければ，目標に到達できます。

重要ポイント

　本章では，境界性パーソナリティ症（BPD）の効果的な治療法に焦点を絞り，弁証法的行動療法（DBT）の有効性を強調しています。DBT を構成するさまざまなスキルについて述べ，それらのスキルが BPD に関連する感情の調節異常や対人関係の調節異常の軽減にどう役立ちうるかを説明しています。

　先に進むに当たって，以下を心に留めておくと役立つでしょう。

- より弁証法的に思考できるようになること，どのような状況であれ，見方にはいろいろあると理解することが，DBT で成功する秘訣です。「ほかに，そのとおりだと思えるのは，どんなことだろう？」と自問しましょう。

- DBT には，４つの異なるスキルがあります。マインドフルネスと苦痛を耐え抜くスキルは，受容を高めることに焦点を絞っています。感情を調節するスキルと対人関係の有効性を高めるスキルは，変化の促進を重要視しています。

- 新たなスキルを学び，実践して統合するのは，たいへんな作業です。自分自身に優しくしましょう！

- セラピーが役に立っていない場合，セラピストが BPD の効果的治療法の訓練を受けていないことが原因かもしれません。あなたが破綻しているわけでも，手の施しようがないわけでもありません。

今のこの瞬間に注意を払い，
一切の判断を加えないことで，
私は苦しみを減らし，長期的な目標を
よりよく達成することができる。

第Ⅱ部

弁証法的行動療法の戦略で
境界性パーソナリティ症に取り組み，
回復しはじめる

境界性パーソナリティ症（BPD）についても，弁証法的行動療法（DBT）
がどう役立つかについても，あなたはもうしっかり理解していますから，
ここからはDBTのスキルの学習に本腰を入れましょう。後続の5章は，
そのスキル学習に役立つさまざまなリソースを提供しています。各章ご
とに，プロンプト（本書に記入する文書作成課題），エクササイズ（指
示された空欄を文書で埋める作業），実践（DBTのスキルを現実の生活
で試して学習する方法）があります。日誌をつけると，自分の考えやプ
ロンプトに対する長期の反応を記録しておけるので役立つと感じるかも
しれません。ただ，日誌をつけるかどうかは自由に選択できます。
　最初の4章はそれぞれ，DBTの4モジュール──マインドフルネス，
苦痛に対する耐性，感情の調節，対人関係の有効性──をひとつずつ取
り上げていきます。最終章はそれらを総合し，あなたが自信をもって感
情の調節力や生きるに値する人生の目標達成力を高めつづけられるよう
にします。必ず自分自身のペースで進めましょう。そして，前に進みな
がらも，必要に応じていつでも既習の章を復習しましょう。

第3章

マインドフルネスを実践し，
ただそこに在って受容することを目ざす

　まずは，DBT の 4 モジュールのひとつ目，マインドフルネスを共に掘り下げていきましょう。第 2 章で学んだとおり，マインドフルネスとは，今のこの瞬間に注意を向け，それをそのまま受け入れて変えようとしないという在り方です。本章のスキルは，「今ここ」に対するマインドフルな状態の深め方を教えてくれます。そして，状況を変えなくてはならないというプレッシャーを感じることなく，現実を認めて受け入れられるようにもしてくれます。本章は実に広範で有用な作業を提供しています。それらは，マインドフルネスの中核的スキルを向上させ，BPD を抱えながらも，よりよい人生に近づいて行くのに役立つよう，設計されたものです。

生きるに値する人生の目標

　「生きるに値する人生」というフレーズは，既に本書に登場していますし，このあと読み進めていくと，何度も出てくることに気づくでしょう。DBT では，すべてが「生きるに値する人生の目標」を立てることから生まれます。マーシャ・リネハンは DBT を創始したとき，人々が生きるに値する自分自身の人生を創造できるよう，その手助けをすることこそ，BPD の治療の根幹であると認識しました。生きるに値する人生があれば，つらい時期を乗り切ることができるからです。喜びやつながりや達成感のある人生が実現する可能性を思うと，私たちは力づけられます。
　生きるに値する人生とは，どのようなものでしょうか？　こう訊ねられたら，どこでどのように生きていきたいか，どのような人間関係を結びたいか，この世界にどのような影響を及ぼしたいかといったことが挙がるかもしれません。これには，コーピング・スキルを身につけることや，それに似た他の治療上の目標のようなものは含まれないので，その点に注意してください（そうした目標には，すぐに到達します）。これを機会に，少し夢を見て，DBT のすべてのワークをする「理由」を

ジェイクのケース―マインドフルネスへの道

　ジェイクは，自分が自分の感情に流されているようだと感じていました。その時々に感じている衝動がどのようなものであれ，自分がそれに屈していることに，しばしば気づいていました。何をするにも，しようという気分にならなければ無理だと思うこともありました。そして，最近では，そんな気分になることはめったにありませんでした。人間関係は悪化していました。人と交わる気分ではないと思うことが，ときおりあったからです。いろいろな課題に取りかかることにも，それらを終了することにも，苦労しました。頻繁に上の空になっていたからです。別のことに気を取られていると，注意は払えないと感じました。

　ジェイクは自分自身に対してひどく批判的になりました。何よりも，自分のことを怠け者で「ろくでなし」で非社交的だと腐しました。ときにはふと気づくと，腹立ちまぎれに恋人にあらぬことを口走り，あとで悔やんで恥じ入ることもありました。彼は自分に素質があることはわかっていましたが，こうして感情に翻弄されているときは，人には簡単にできそうなことも，自分には到底できそうにないと思えるのでした。

　ジェイクは DBT を知って初めて，日常生活の中で使えるシンプルなマインドフルネスのスキルを実践しはじめました。今という瞬間にとどまることを学び，自分自身や他者に関する批判を減らし，感情を調節し，将来の目標に役立つとわかっていることを実行することも学びました。やがて，ついに自分の感情と生活をいくらかなりともコントロールできるようになったと感じるようにもなりました。もはや，自分の感情がするように（あるいは，しないように）命じることは何がなんでもそうしなくてはならないと感じることはなくなりました。

設定しましょう。

　それについてよく考え，その考えを以下に書き出してください。書き方はお任せします。あなたにとって生きるに値する人生とはどういうものか，その構成要素をリストにするなり，いくつかの簡単なセンテンスで考えを表現するなりしましょう。たとえば，「生きるに値する人生の私の目標は，自分の子どもとの愛にあふれた強い関係性，安全に気持ちよく暮らせる空間，互いを大切に思い合う愉快な友情，安定した収入，純粋に楽しむために創造的なことをする時間をもつこと」などとなるかもしれません。

問題にどう応じるか

　あなたの人生に問題が生じたとき，DBTは，あなたには簡潔な選択肢があると仮定しています。その一覧には，問題を解決する，その問題について前向きになれるようにする，その問題に耐えられるようになる，動揺したままでいる，事態を悪化させる，の5つがあります。この実践では，今苦労して取り組んでいる問題，もしくは，過去に苦闘した問題を思い浮かべ，これらの選択肢のいずれがベストかをじっくり考えます。

問題を解決する：簡単に言えば，それを修正するということです。たとえば，その状況を変える，それを放置する，それがなくなるようにする，それを弱める，などです。感情の調節と対人関係の有効性の章（第5章と第6章）で，問題解決に具体的に適用できる DBT のスキルを学びます。

その問題について前向きになれるようにする：解決するのは無理であったり，すぐには解決できなかったりするかもしれません。けれども，だからと言って，暗い気分にならなくてはならないわけではありません。第5章で，感情的な反応を調節し変化させる方法を学びます。

その問題に耐えられるようになる：受容を採用することによって，変えることが困難もしくは不可能な問題に耐えられるようになります。本章と，苦痛に対する耐性に取り組む第4章にて，アクセプタンスについてさらに学びます。

惨めなままでいる：これは，確かにひとつの選択肢です。この場合はなんのスキルも使いません。とは言え，行き詰まりを感じて希望を失い，努力すらしたくないというときの状況処理に役立つスキルは手に入れておきましょう。これらについては，第4章で学びます。

事態を悪化させる：一覧の最後ですが，厳密に言えば，これもひとつの選択肢です。けれども，これは，無理に採用する必要はありません。

　さしあたり，これらの選択肢を心に留めて忘れないようにしましょう。それを習慣にすることで，スキルを追加しつづけていく間に，次第に DBT でよい結果を出せるようになっていきます。

生きるに値する人生の目標を妨げているもの

　少し時間を取って立ち止まり，どのような行動や感情や思考パターンが，生きるに値する人生の目標を妨げているのかについて，じっくり考えましょう。そのあとで，以下の質問に答えてください。ただ，これを自己嫌悪に陥りながらのエクササイズにしないよう，注意することが大切です。妨げになっていることについては，事実にのみ基づき，状況がよく伝わる書き方をしましょう。

　どのような思考が妨げになっていますか？
　例：親しい人たちは私を傷つけようとはしていないのに，「いやいや，あの人たちは私を傷つけようとしている」と，ときおり考えることがある。私自身や私の感情について，ときには批判的かつ軽蔑的に考えることがある。

　どのような感情が妨げになっていますか？
　例：ほかの人に批判されていると感じると，すぐカッとなることがある。人に気に入ってもらえないことをしたと感じると，かなり恥ずかしいと思うことがある。

　どのような行動が妨げになっていますか？
　例：苦しくなると，人から離れて引きこもる傾向がある。これが，「人とつながっていると感じ，仲間をもつ」という目標の妨げとなっている。
　例：動揺すると，ときに自傷する。これが，「安全を保ち，自分の身体を大切にする」という目標の妨げとなっている。

マインドフルネスとは？

　マインドフルネスとは，今という瞬間を意図的に意識し，判断を加えることも，その瞬間にしがみつくこともしない状態であることを思い出してください。マインドフルであるということは，ときの進展と同時にその各瞬間に立ち会い，状況が自分の思いどおりになることは望まないということです。マインドフルであることの真逆は，自動操縦に任せ，物事を機械的な手順に従って習慣的に行ない，思考しないということです。これまでどこかを運転していて，目的地にどう到着したかを憶えていないという経験はありませんか？　自動操縦というのは，そういった感じです。エンジンの点火装置にキーを入れて回し，ブレーキを踏み，アクセルを踏み，左折し，右折して……とは考えていなかったのではないでしょうか。こういった動作をただ実行して，気づけば目的に着いていたのです。

　場合によっては，自動操縦で物事を行なうことによって，時間とエネルギーを節約でき，別のことに集中できるということもあります。とは言え，人生の大半を自動操縦で過ごし，習慣で行動し，今という瞬間に注意を払わないでいると，トラブルになることもあります。感情となると，これが特に当てはまります。マインドフルネスを実践すると，今そのときに何が実際に起きているのかに気づき，どう反応するかを選択して，無意識に反応することはなくなります。瞑想はマインドフルネスを実践する素晴らしい方法ですが，DBT は日々のマインドフルネス——日常のあれこれを行ないつつ今という瞬間を意識すること——にしっかり焦点を絞っています。

　これを実践していくために，マインドフルネスの初体験として，少しの時間ゆったり腰を下ろして呼吸の感覚に注意を向けてみましょう。ひと呼吸をするだけの行為の中で起きていることすべてが，実に素晴らしいのです。マインドフルな状態になっていると，それに気づきます。

あなたはどのくらいマインドフル？

　以下の質問は，あなたのマインドフルネス・レベルに関する洞察を育てるものだと思ってください。各質問に対する答えとして当てはまる欄にチェックを入れましょう。

	めったにない	ときどき	しばしば
ある仕事をしている最中に，そのとき自分が何をしているのかを忘れることがありますか？			
食事やおやつのあと，自分がどれだけ食べたかに気づいていないことがありますか？			
ふと気づくと，望ましい就寝時刻を過ぎてもまだ起きていることがありますか？			
何かを読んでいる最中に集中が途切れ，少し戻って読み直さなくてはならないことがありますか？			
映画やショーで，十分に注意していなかったせいで，のちに見直さなくてはならなくなることがありますか？			
自動操縦で動いているように感じることがありますか？			
時間は経過したけれども，その時間を自分がどう使ったのかはっきり説明できないことがありますか？			
会話の最中，相手にもう一度言ってもらわなくてはならないことがありますか？			

　「しばしば」と答えた場合を5点，「ときどき」と答えた場合を3点，「めったにない」と答えた場合を1点として，合計点を出しましょう。

　　　1〜18点：頻繁にマインドフルになっています。読み進めて，今あるスキルの強化方法を学びましょう。

　　19〜29点：かなりマインドフルではあるけれど，まだまだ成長の余地があります。

　　30〜40点：あなたはまさに適切な場所にいます。定期的にマインドフルネスを実践すると役立ちます。

マインドフルネスが目ざす目標

マインドフルネスについての学びが増え，エクササイズを多くこなすようになると，たぶんその恩恵を経験するようになるでしょう。とは言え，ときには意欲的にマインドフルであろうとする気にならないこともあるかもしれません。以下は，マインドフルネスを定期的に実践しつづけるときに目ざす目標と，そこで得られる恩恵です。やる気が薄れてきたと思ったら，これらを復習しましょう。

苦しみの軽減と幸せの増大：多くの人たちが，マインドフルネスの実践によって，身体的な痛みや感情的な痛みが軽減し，喜びと幸せが増大し，人間関係が改善すると感じています。

心をコントロールする能力の向上：マインドフルネスを実践している人たちはしばしば，集中力と注意力が増してきたと報告しています。また，以前と比べて，動揺の原因となる不健康な思考やイメージや感覚から距離を置けるようになっているとも報告しています。

現実をありのままに経験する能力の向上：マインドフルネスを実践している人たちは，実践体験を積めば積むほど，効果的に生活する力が高まると感じています。過去の経験や将来への怖れというフィルタを通して現実を見るのではなく，あるがままの現実を見ることから恩恵を受けています。また，自分が以前よりしっかり自分自身の人生に立ち会っていると感じ，人間関係においても，以前よりしっかりその関係性の中にいて，つながりを強めているとも感じています。中には，宇宙全体とのつながりの強まりを体験した人もいます。

少し時間を取って心地よい場所に静かに座り，上記の目標について考えましょう。こうした恩恵を味わっている自分自身を想像し，自分の人生がどう変わるかを思い描いてください。

心(マインド)に生じる3つの状態

DBTでは，人間の心(マインド)は3つの状態のひとつになる傾向があると考えています。

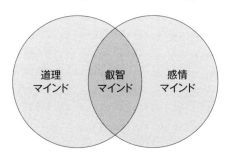

　道理マインドは，論理的であり，タスク指向です。このマインドに助けられて，私たちは物事を成し遂げられるようになり，ルールに従うこともできるようになります。ただ，感情マインドと叡智マインドがバランスを取らないと，私たちは事実とルールと手続きのみに支配されてしまいます。判決を下す際に軽減事由を斟酌しないような判事と向き合いたいと思いますか？　たいていの人はそうは思わないでしょう。道理マインドは，数学の方程式を解くときには素晴らしいのですが，自分自身を理解したり，人間関係を改善したりするときには，必ずしもよいとは言えません。

　叡智マインドは，各自が長年にわたって築き上げる知恵と価値観を映し出します。これは道理と感情のバランスを取る能力ですが，ここにはさらに，直観，洞察力，「真に重要なこと」も加わっています。誰もが皆，叡智マインドをもっていますが，そのアクセスには，人より苦労する者もいます。練習が必要な場合もありえます。重要な決定を下すときには，ぜひともこのマインドになりたいものです。

　感情マインドは，気持ちや気分や衝動に駆り立てられます。感情のない人生を送りたいと思う人はいません。そのような人生には，喜びも愛もありえないからです。けれども，感情マインドが道理マインドと叡智マインドによってバランスを保たれていない場合，感情が完全に主導権を握ります。差し迫った欲求と衝動以外はどうでもよくなり，そうなると危険な状況に陥ることにもなりかねません。人生や職業や人間関係に影響するようなきわめて重要な選択をするときには，このマインドにはなりたくないものです。

感情マインドを調べる

　少し時間を取って，自分が感情マインドの状態になったときのことを思い返しましょう。以下のプロンプト（文書作成課題）を使って，感情マインドに関する自分の意識を高め，その状態になったとき感情マインドがどのように見えるのかについて，気づきを深めましょう。

あなたが感情マインドの状態になったのはどのようなときでしたか？　いくつか例を挙げましょう。

自分が感情マインドになっていることを見きわめるのに，何が役立ちますか？

あなたにとって，感情はどう役立ちますか？

第3章　マインドフルネスを実践し，ただそこに在って受容することを目ざす　　*53*

あなたにとって，感情マインドはどのように役立たないのでしょう？

道理マインドを調べる

少し時間を取って，自分が道理マインドの状態になったときのことを思い返しましょう。以下のプロンプトを使って，道理マインドに関する自分の意識を高め，それがどのように見えるのかについて，気づきを深めましょう。

あなたが道理マインドの状態になったのはどのようなときでしたか？　いくつか例を挙げましょう。

自分が道理マインドになっていることを見きわめるのに，何が役立ちますか？

あなたにとって，道理はどう役立ちますか？

第 3 章　マインドフルネスを実践し，ただそこに在って受容することを目ざす

あなたにとって，道理マインドはどのように役立たないのでしょう？

叡智マインドを調べる

　少し時間を取って，自分が叡智マインドの状態になったときのことを思い返しましょう。最初に浮かんだのが，「私には，叡智マインドなんて，ないと思う」という考えだったとしたら，誰にも叡智マインドはありますから，安心してください。叡智マインドは，最初はなかなかアクセスできないかもしれませんが，以下の質問に答えることで，たぶん，より簡単に見つけられるようになるでしょう。

あなたが叡智マインドの状態になったのはどのようなときでしたか？　いくつか例を挙げましょう。一度もその状態になったことがないと思う場合は，もしそうなったらどのような感じになると思うかについて，書きましょう。

自分が叡智マインドになっていることを見きわめるのに，何が役立ちますか？
一度もその状態になったことがないと感じる場合は，もしそうなったらどのような感じになるかを想像しましょう。

第3章　マインドフルネスを実践し，ただそこに在って受容することを目ざす　　*57*

あなたにとって，叡智マインドはどう役立ちますか？　あるいは，叡智マインドが
ないと思っていても，もしあったとしたら，どう役立ちうると思いますか？

マインドフルネスで叡智マインドにアクセスする

叡智マインドへのアクセスは，今この瞬間になんの判断も加えずに注意を払うことで――言い換えれば，マインドフルネスを実践することで――可能になります。身体の中心部にある静けさの感覚が叡智マインドのしるしだと言う人もいますし，心臓の辺りや両目の間にこの静けさを感じると言う人もいます（両目の間のこれは「第3の目」と呼ばれることもあります）。身体的な形で叡智マインドを感じ取ることで，自分がこの状態――すなわち，自分の知識と直観と内なる知恵にアクセスできる在り方――になったときを認識できるようになります。定期的に叡智マインドに到達するには練習が必要なこともあります。ひとつ，以下の方法を試してみましょう。

数分間この瞑想を行なってみて，どのように叡智マインドを体験できるかについて把握しましょう。

1. 楽な姿勢で腰を下ろし，数回静かに深呼吸します。

2. 呼吸を数えながら，息を吸い終えるたびに，わずかな中断があることに気づいてください。

3. 息を吐いていくと，吐き切ったとき，わずかな中断があることに気づいてください。

4. 中断するたびに，その中断の中に静けさを感じることを自分に許可しましょう。その中断の中に，叡智マインドの状態になっている感覚が見つかるかもしれません。

5. これを，最長5分は続けましょう。もしくは，叡智マインドにアクセスするのに必要なだけ続けても構いません。叡智マインドがなかなか見つからない場合，必要なら，また翌日やりましょう。

マインドフルネスでは何をどのようにするのか

マインドフルになるというのは経験に基づく活動であるため，それを教えるのも学ぶのも，非常に骨が折れることがあります。それを理解して実行力を高めるためには，とにかくそれを実行することです。ですから，マインドフルネスに基づいたスキルを学んで練習する間は，自分自身に対して忍耐強くなり，判断は何も下さないようにしてください。そうすれば，きっとできるようになります。

以下は，心に留めおいていただきたいことです。

注意が散漫になる原因は避けられません。 マインドフルネスの目標は，頭をクリアにすることでも，あらゆる思考を取り除くことでもありません。気が散る原因はあれこれあるでしょうし，脳は考えごとをするものです。脳はそのように働くものだからです。もし心がさまよいはじめたら——自分を批判しないで——注意をそっとマインドフルネスに戻すことで，マインドフルネスの「筋肉」をつけられるようになります。ですから，気を散らすものに感謝しましょう。

リラクセーションは目標ではありません。マインドフルネスは必ずしも「リラクセーション」のことを言っているのではありません。目ざしているのはリラックスすることではなく，あなたが取り組むことにした特定のマインドフルネスによって生まれる素晴らしい副効用です。

マインドフルネスの考え方として，有用なものをひとつご紹介しましょう。マーシャ・リネハンによれば，マインドフルネスには，「何をするのか」に関するスキルが３つあります。つまり，マインドフルネスを実践するとき，私たちは，観察する，説明する，関与する，の３つを行なっているということです。いっときにできるのは，ひとつだけであり，これら３スキルのひとつにはっきり焦点を絞った練習をしている場合を除いて，通常，マインドフルな状態のときは，３つの間を行き来します。

加えて，マインドフルネスを「どのようにするのか」を説明するスキルも３つあります。判断を加えず，ひとつのことにマインドフルになり，効果的に進める，の３つで，これらのスキルはすべて同時に適用されます。

「何をするのか」に関するスキルを練習する

以下のチェックリストをいつも手元に置き、一週間の間に自分が試す「何をするのか」に関するスキルの記録に活用しましょう（試す期間は好きなだけ長くしても構いません）。3つのスキルを練習する時と場所を選んでください。たとえば、散歩中、公園のベンチに座っている間、職場の休憩時間など、もしくは、実用的であれば、いつでもどこでも大丈夫です。いっときにひとつのスキルに集中してもいいですし、自分の好みに応じてリストの項目をいろいろ試してもいいでしょう。何度も繰り返し練習して、自分のスキルがどれだけ伸びたかを見てください。自分自身のペースで進め、しっかり準備ができたと思ったら、次に進みましょう。お望みなら、チェックリストをコピーし、この先もマインドフルネスの練習を継続する際に活用してください。

観察する

自らの内的な世界と外界を観察するために、自分の意識や感情、思考、身体に生じる感覚に注意を払います。観察は、言葉を発しないで見守ることと考えることもできます。赤ちゃんたちがどのようにこの世界を見ているかに気づいたことはありますか？　何もかもを食い入るように見つめながらも、それに対して言葉を用いることはありません。こうした観察の仕方を試し、済んだものにチェックを入れましょう。

☐ 心に浮かんだり消えたりする考えを観察する（心をベルトコンベアだと想像し、さまざまな考えがそこを通過していくのを見送るだけで、それらに関わらない）。

☐ 呼吸に関連して生じている感覚を観察する。

☐ 小さなものを見つけて、それを細かく観察し、ひとつひとつの詳細に注意を払う。眺めのよい窓際なりそれなりの場所に腰を下ろす。目の前の世界の経過を見守る。

☐ 身の回りの音に注意を向け、音と音との間の余白に気づく。

☐ 音楽を一曲聴く。体内にその音楽を感じる。

☐ 飲み物を飲むとき、カップを口に近づけ、それをすするたびに、香りに注意を向ける。

説明する

　このスキルを使うときは，事実に基づいた説明のみを用い，判断を加えないことが重要です。観察しうることだけを描写するのです。自分自身の内的体験を説明できても，他者の内的体験は説明できないことを憶えておきましょう。誰かの顔の表情を見たとき，その人が眉をひそめ，唇をへの字に曲げていることに気づくかもしれません。けれども，このことから確かに言えるのは，その人が怒っているということだけです。

　以下のアイデアを使って自分の説明スキルの練習を進め，済んだものにチェックを入れましょう。

☐　小さなものを選び，それを詳細に説明する。

☐　映画に登場するひとりの人物の行動を説明する。ただし，意図や動機，映画の中で直接示されていない結果については触れない。

☐　好きではない政治家をひとり選び，事実に基づいた言葉でその人を説明し，判断は加えない。

☐　ふたり一組で行ない，一方がある「もの」を選び，それを相手に見せないで説明し，その説明のみでその「もの」の絵を相手に描いてもらう。

関与する

　このスキルを使うときは，今という瞬間に完全に入り，「今」に専念します。関与する際には，観察も説明も忘れて，今という瞬間に完全に入り込みます。以下のアイデアをいくつか使って関与の練習を進め，済んだものにチェックを入れましょう。

☐　大きな声で歌う。

☐　アート作品を作る。

☐　散歩する。散歩に完全に浸る。

☐　心を込めて踊る。

☐　庭いじりをする。

☐　スポーツをする。

☐　会話に夢中になる。

葉っぱに乗せて小川に流す

　マインドフルネスのこの練習の目的は，自分自身の考えの観察を手助けすることです。さまざまな考えをじっと眺めることが目標であり，考えに反応することもしがみつくこともしません。考えを観察できるようになることは，心配や反すうにはまり込みがちな人に非常に役立ちます。

1. 目を閉じ，身体を楽にして座ります。呼吸は，自然に穏やかなリズムになるようにしましょう。

2. 少し時間をかけ，自分が小川の近くに腰を下ろしているところを想像します。その小川の詳細を想像し，心の中にその絵を描いてください。

3. 小川のそばにしばらくいると，ほどなく，さまざまな考えが心の中に生まれてくるのに気づくはずです。こうした考えは，やることリストの何かかもしれませんし，その日に交したある会話のことかもしれません。そのような考えが湧いてきたら，それらを葉っぱに乗せるところを想像してください。そして，その考えを乗せた葉っぱを小川に浮かべ，流してしまいましょう。考えが新たに浮かんでくるたびに，これを繰り返します。

4. こうして考えは流れ去るままにし，その間，自分の体験を観察します。

　このエクササイズを少なくとも5分間は行なうようにして，自分が落ち着ける時間をもち，心に浮かんだ考えは流れていくままにしておきます。

「どのようにするのか」に関するスキルを練習する

マインドフルな状態は，セットになっているふたつのスキル，すなわち，「何をするのか」と「どのようにするのか」のスキルに分けて捉えられることを思い出してください。「何をするのか」に関する各スキルは，それぞれを行き来しなくてはなりませんが，「どのようにするのか」に関するスキルは，同時にすべてを行ないます。後者のスキルは，ひとつの在り方，もしくは，マインドフルな状態にあるときに取るひとつのスタンスだと考えましょう。以下のチェックリストを使って，各活動を行ないながら，それを記録しておきましょう。

判断しないマインドフルネスを練習する

このスキルの練習は，よきにつけ悪しきにつけ，人や場所，物事，状況などに関する判断を避けるということです。「～べき」を取り除き，そのことをありのままに受け入れるということです。けれども，人間は人間であるがゆえに判断を下そうとすることを憶えておきましょう。人間は判断するように設計されているからです。ですから，そうなったときには，その判断に注目し，それを手放し，先に進むのです。何より，自分が判断しているという状況を裁いてはいけません。

もうひとつ憶えておいていただきたいことがあります。判断しないことにしているからと言って，優先する好みや好き嫌いがあってはいけないということではないという点です。判断しないというのは，人や場所，物事，行動について，本質的な善悪を決めつけないというだけのことです。

以下の活動のいくつかを試して，判断を加えない練習を進め，済んだものにチェックを入れましょう。

- [ ] 一日のうちに何回，判断を伴う考えが浮かび，それに注目したかを数える。これは，ゴルフ・カウンターを利用して行なっても，紙片にハッシュ・マーク〔もしくは正の字〕を書いて行なってもよい。
- [ ] 日を決めて，判断を下す自分の行為をよく見直す。自分が判断を加えた考えをもっていたり，判断を伴うことを話していたりすることに気づいたら，その考えや話した内容を，判断を加えないものに置き換える。
- [ ] 自分が嫌っているものを何か特定する。それについて，判断を伴わない言葉や声調で説明する。

64　第Ⅱ部　弁証法的行動療法の戦略で境界性パーソナリティ症に取り組み，回復しはじめる

□　判断を伴わない言葉遣いで，さまざま出来事や，さまざまな出来事による影響，
　　さまざまな出来事に対する感情的反応を説明する練習を，できるだけたくさん，
　　かつ，できるだけ頻繁に行なう。

ひとつのことにマインドフルになるマインドフルネスを練習する

　ひとつのことにマインドフルになって行動するというのは，今という瞬間に確か
に存在して，その瞬間に注意を払うということです。次は，次の今という瞬間に注
意を払い，その次は，その次の今という瞬間に注意を払います。これが同様に続い
ていきます。つまり，いっときにひとつの活動——たとえば，皿洗い，車の運転，
街の散策，シャワーなど——に注意を集中させるということです。こうした活動を
きわめてゆっくり行ない，たとえひとつの動作でも，見過ごすことがないようにし
ます。それをしながら，自分の呼吸と動作に注意を向けましょう。今そのときにし
ていることより重要なことは，ほかにありません。複数の作業を並行して行なうこ
とは避けてください。

　以下のアイデアをいくつか使い，ひとつのことにマインドフルになって活動する
練習をしましょう。済んだものには，チェックを入れてください。あなた自身のア
イデアも，遠慮なく取り上げましょう。

□　家の掃除をしながら，そのことだけにマインドフルになって気づきを維持する。
□　お茶をすすりながら，そのことだけにマインドフルになって気づきを維持する。
□　調理しながら，そのことだけにマインドフルになって気づきを維持する。
□　洗顔しながら，そのことだけにマインドフルになって気づきを維持する。

効果的にマインドフルネスを練習する

　効果的であるための秘訣は，特定の状況でうまく機能することを行なうというこ
と，すなわち，目標達成を目ざしてスキルを巧みに使えるということです。正しく
あることよりも，幸せである（ほしいものや必要なものを手に入れる）ことのほう
を選択するという意味にもなりえます。参加できたらいいなと思っているゲームの
ことを考えるのではなく，今参加しているゲームでプレイするという意味です。マ
インドフルネスがこうしたことをすべて強化するのは，マインドフルネスに勇気づ
けられて，今という瞬間をありのままに見るからです。以下の練習を行なって効果

的に行動する能力を高める努力をしましょう。実行したら，チェックを入れてください。

☐ どのようなとき，目標達成に必要なことをしないで，誰が正しくて誰が間違っているのか，何が公平で何が不公平なのかといったことをはっきりさせなくてはならないと考えはじめるかを観察する。

☐ どのようなとき，誰かに不愛想になるかに気づく。これが，この状況で取るべきもっとも効果的な行動であるかどうかを判断する。

判断を加えない練習をする

　私たちには，物事を善悪や価値の有無，最悪か最高かで判断する傾向があります。そうした判断はいずれも，感情に強烈な影響を及ぼしえます。それは否定的な感情を，それも特に怒り，罪悪感，恥辱を増大させかねません。それに，間違いなく，叡智マインドの声を聞くためにマインドフルになるという目標の妨げにもなるでしょう。

　以下の発言について，考えましょう。

- 「私の前にいたあの馬鹿なドライバー，どう見たって，運転の仕方を知らないな。こんなじゃ，車に乗るたびに命を危険に曝すことになる。ドライブするのはもう安全じゃない。みんな無茶な運転しかしないし，誰を傷つけようがお構いなしだ」

- 「前の車，やたらスピード出していたし，いきなり前に割り込んで来た。私は大丈夫だけど，あのときは本当に危ないって思ったな」

　否定的な感情をより多く発生させたのは，どちらですか？　結果について，より多くの事実に基づき，より正確に説明したのは，どちらですか？　ひとつ目の発言は当人の決めつけが多く，ふたつ目の発言は状況とその影響を正確に，かつ，感情を交えずに説明しています。

　このエクササイズは，判断や決めつけの軽減に役立つことを目的とし，現実に関するマインドフルな気づきを深め，否定的な感情を減らすことを目ざしています。以下のステップを踏んで，判断を手放しましょう。

1. 自分が何かを判断しているとき，そのことに気づく練習をしましょう。それに注意しはじめると，思いのほか多くを判断していることがわかるかもしれません。

2. 判断をしている自分に気づいたら，「この判断は私に役立つだろうか？ それとも私を傷つけるだろうか？」と自問します。役立たない場合は，それを以下のものに置き換えるよう努めましょう。

   • 事実を述べたもの。実際に何が起きたかに関する正確な説明。
   • 影響を述べたもの。その状況はどう有害になりえたか，もしくは，どう有用になりえたかについて。
   • 好みを述べたもの。どのような状況になるほうがよいと思うか，もしくは，どのような状況だったらよかったのにと思うかについて。

以上を念頭におき，次のエクササイズをやってみて，あなた自身の判断を手放しましょう。最初に，あなたが自分自身や誰かほかの人，なんらかの状況について下した判断を特定しましょう。

第 3 章　マインドフルネスを実践し，ただそこに在って受容することを目ざす　　*67*

なぜこの判断を手放したいと思うのですか？

その判断を，事実や影響や好みに置き換えます。以下に，置き換えたものを書きましょう。たとえば，「あいつは，イヤなやつだ」を「彼はぼくの嫌がることをした」とします。

第Ⅱ部　弁証法的行動療法の戦略で境界性パーソナリティ症に取り組み，回復しはじめる

判断を加えない練習をすると，感情にどのような変化が生じましたか？

　日々の生活の中で役に立たない判断を下している自分に今度気づいたら，同様の
プロセスに従ってみましょう。

歩きながら，そのことだけにマインドフルになる

あなたはたぶん，歩くという行為にさほど注意は払っていないでしょう。けれども，これは，ひとつのことにマインドフルになる絶好の機会です。歩くという行為にしっかり集中しつづけることになるため，これを実行するときは必ず安全なところで行なうようにしてください。以下はその方法です。

1. 自分のペースで歩きはじめます。どうすると心地よいかによって，両手は，おなかにおいても，背中に回しても，両脇に添えてもいいでしょう。

2. 一歩ごとに，自分の足がどのようにもち上がり，落ちていくかに気づいてください。両脚と身体の残りの部分の動きに注目しましょう。自分の身体が左右に位置を変えていることに気づくかもしれません。

3. ほかのどのようなものに注意を引かれたとしても，注意を引いたそれに注目したあとは，歩いているときの感覚に集中し直します。これを実行している間，心はきっとさまよい出します。そうなったら，心をそっとつついて，今のタスクに戻しましょう。

4. 実行中，心がいつの間にか，何か別のことに向いていたとしても，必ず歩くときの身体感覚に意識を戻すようにしてください。自分の足が地面に触れていることに注目し直すのです。一歩ごとに，自分の身体のさまざまな動きに再び注目するのです。

5. これを続ける時間は，好きなだけ長くも短くもできます。

6. 散歩しながらの瞑想を終える準備が整ったら，ほんのしばらく立ち止まっていましょう。終了したら，この種の気づきを，その日の残った時間にどうもち込めるかをじっくり考えましょう。

効果的に進める

　すでに論じたとおり，効果的に進めるというマインドフルネスのスキルには，困難な状況における今の否定的な感情をひとまず脇に置き，それよりも目標達成に役立ちそうな形で行動できるようにするという点が含まれています。たとえば，自分は不当に扱われていると感じているとしましょう。感情マインドは，責任者にそのことをしっかりわかってもらえとわめいています。けれども，その責任者は自分の上司であり，解雇されるかもしれないと思うと，怒りをぶつけられません。したがって，上司に自らの行動と向き合ってもらうことが重要だと思っても，苦しむのは自分なのです。職を危うくするからです。でも，もし自分の感情マインドが役に立っていないことに気づいたら，もっと効果的な解決方法を見つけることができます。たとえば，落ち着いて話し合う，人事担当者に訴える，もっとよい仕事を探す間の時間稼ぎをする，などです。

　以下は，困難な状況でより効果的に進んでいくための指針として活用できるエクササイズです。

　あなたが不当に扱われてきたと感じている状況を挙げましょう。

　この状況のせいで，どういう気持ちになったのかを書きましょう。

　その気持ちに基づいて行動したとしたら，どうなると思うかを書きましょう。

　感情マインドがせき立てる行動を取るのではなく，効果的に対応するためにできることを書きましょう。

第3章　マインドフルネスを実践し，ただそこに在って受容することを目ざす　*71*

これが今回の状況で役立つ理由を書きましょう。

慈愛を送る練習をする

「慈愛」は，瞑想の形を取るマインドフルネスで，温かな祈りの気持ちを自分自身や他者に向けることに焦点を絞っています。データの示唆するところによれば，慈愛の瞑想は，愛や喜び，感謝，希望，畏敬の念などの前向きな感情を増大させ，否定的な感情を軽減させます。以下は，この瞑想のやり方です。

1. 心地よい楽な姿勢を取り，2，3回，深呼吸をしましょう。

2. 自分自身に慈愛を送ろうと心から思うことを，自分に許可してください。これは，特に自分に厳しく当たりがちな場合，難しいこともあります。最善を尽しましょう。そして，自分自身に，「私が幸せでありますように。私が元気でありますように。私が安全でありますように。私が心穏やかにくつろいでいますように」と言い聞かせます。

3. 自分自身に慈愛を送り終わったら，自分の大切な人たちを思い浮かべ，その人たちに向けて慈愛の言葉を繰り返しましょう。「あなたたちが幸せでありますように。あなたたちが元気でありますように。あなたたちが安全でありますように。あなたたちが心穏やかにくつろいでいますように」

4. 瞑想を続け，今度はほかの友人たち，近隣の人たち，知り合いたちを思い浮かべ，その人たちに向けて慈愛の言葉を送りましょう。「あなたたちが幸せでありますように。あなたたちが元気でありますように。あなたたちが安全でありますように。あなたたちが心穏やかにくつろいでいますように」

5. つづいて，あなたが腹を立てている相手に移ります。その人たちに向けて慈愛の言葉を送りましょう。「あなたたちが幸せでありますように。あなたたちが元気でありますように。あなたたちが安全でありますように。あなたたちが心

穏やかにくつろいでいますように」 これは，怒りと恨みの解放に役立ちえます。

6. ここで，生きとし生けるものすべてに慈愛を送ります。「あなたたちが幸せで
   ありますように。あなたたちが元気でありますように。あなたたちが安全であ
   りますように。あなたたちが心穏やかにくつろいでいますように」

何度か深呼吸をしましょう。自分自身とこの世界に向けて慈愛を送り届けた感覚
を楽しみましょう。

マインドフルネス日誌カード

　よりマインドフルになるために脳を鍛えはじめるに当たり，以下の日誌を使って次の一週間，マインドフルネスのスキルを毎日ひとつか複数，練習することを目標としましょう。こうした日誌カードは，DBT での進歩を追跡するという重要な役割を担っています。各スキルの有効性を評価するために以下のスケールを利用し，カードの該当部分（訓練したスキルと曜日）に数字を記録してください。

　スケール：1 ＝まったく役立たなかった。2 ＝少し役立った。少しの間，マインドフルになっていると感じた。3 ＝おおいに役立った。

　マインドフルネスのレパートリーを構築するために，すべてのスキルを試しつづけることを忘れないでください。最初よい結果が出ないからと言ってあっさり見限ったりしないことが重要です。

	月	火	水	木	金	土	日
問題にどう応じるか（45 ページ）							
道理マインドを調べる（54 ページ）							
叡智マインドを調べる（56 ページ）							
マインドフルネスで叡智マインドにアクセスする（58 ページ）							
「何をするのか」に関するスキルを練習する（60 ページ）							
葉っぱに乗せて小川に流す（62 ページ）							
「どのようにするのか」に関するスキルを練習する（63 ページ）							
判断を加えない練習をする（65 ページ）							
歩きながら，そのことだけにマインドフルになる（69 ページ）							
効果的に進める（70 ページ）							
慈愛を送る練習をする（71 ページ）							

重要ポイント

　BPD をもつ人たちが得るマインドフルネスの恩恵について，本章では確固たる根拠を提供しています。ここまで読み進んだあなたは，マインドフルネスをいくらかは実践し，心の３つの状態について学び，「何をするのか」と「どのようにするのか」に関するスキルについても学んできました。慈愛を送る練習もし，どのスキルを練習すれば頼りにできるのかについても，なんらかの洞察を得たはずです。
　さらに前進しようとする今，以下を心に留めておくと役立つかもしれません。

- 調節に異常がないときにこそ，頻繁にマインドフルネスに取り組むことが重要です。そうすれば，面倒な事態に陥ったとき，自分のスキルに頼ることができます。

- マインドフルネスの練習は，いつでも，どこでもできます。何をしているときでも，今していることにすべての注意を集中させましょう。

- なんらかの判断をしているときの自分自身を見つけることを忘れないでください。判断は結果的に，感情の高ぶりを招きかねません。判断を減らすことで，しばしば苦しみも減らせます。

- つまり，マインドフルネスは叡智マインドに到るレシピであり，そこに到ったとき，私たちは自分の目標と価値観に一致する決定を下します。

第3章　マインドフルネスを実践し，ただそこに在って受容することを目ざす　　75

私は自分の苦痛を
巧みにマネジメントして，
危機が煽る衝動に屈するのを
避けることができる。

第4章

苦痛や苦しい状況に耐えられるようになる

　苦痛や苦しい状況に耐えるのがうまくなることは，境界性パーソナリティ症（BPD）に取り組んでいる人たちにとっては強大な力のように感じられます。感情が高ぶると，衝動的な行動がそれに続くことがあります。危機はくぐり抜けられそうにないと感じられることもあります。

　苦痛に対する耐性に焦点を絞っている本章は，悪い状況を悪化させることなくくぐり抜けるのに役立つスキルを提供していきます。読み進める皆さんは，極端な苦痛を味わっているときに使えるような，危機を乗り切るスキルについて，学ぶことになります。また，変えられない状況を——現時点では変えられないものであれ，永遠に変えられないものであれ——受け入れることも学ぶはずです。

危機を乗り切るスキルを使って，衝動的な行動を避ける

　本章ではまず，厄介な感情と厄介な状況の乗り切りに関わるいくつかのスキルを掘り下げていきます。厄介な状況では，感情マインドが仕切り役になる可能性があり，あなたはそうした感情マインドの衝動に従って動く以外に選択肢はないように感じるかもしれません。よりマインドフルな状態になり，自分の苦痛のきっかけとなる出来事について学び，危機を乗り切るスキルを定期的に練習することによって，やがてそうした衝動に抵抗する力がついていきます。

　もうひとつ，ここで憶えておいていただきたい重要なことは，これらの戦略はあなたの問題を解決するものではないという点です。主たる目標は，事態が手に負えない状態にならないようにすること，役に立たない対処方法——自傷，自殺念慮，誰かに向かって怒鳴ること，物質使用のほかにも，最終的には事態を悪化させるような衝動的行動など——を回避することです。

　ときには，危機を乗り切るスキルのおかげで，気分が少しよくなることもありま

トリナのケース－苦痛の舵取りをする

　トリナはしばしば，自分が感情の地雷原で暮らしているような気持ちになりました。どんなに頑張っても，ふと気づくと，感情に翻弄されているのです。つらい感情が湧いてくると，あまりにひどくそれに打ちのめされるので，その感情をストップさせるために何かをしなくてはならなくなりました。誰かが口にした何かに傷つくと，よく腹を立て，くってかかったものです。その瞬間は，そうすることがすごいことだと思えましたが，やがて恥ずかしさがこみ上げてきて，いつまでも自分を責めつづけるのでした。

　恋人が自分のもとを去るかもしれないと感じると，相手を留めておこうとして，どんなことでも言いました。それくらい，独りぼっちになる恐怖は強烈でした。けれども，相手はしばしば，そのこと自体に苛立ち，場合によってはそのせいで，結局は離れていきました。

　ときには感情が激しくなりすぎて，危険な行動を取ることもありました。たとえば，壁に頭を打ちつけて，多少の気晴らしをしようとすることもありました。こういう行動を取ると，一瞬は感情が和らぎますが，自分が自分の身体にしていることに，不安を感じていました。

　周囲の人たちは，うまく暮らしているようです。「人を遠ざけるようなこと，したくないのに，どうしたらそうしないでいられるのか，なんで私にはわからないんだろう？　一緒にいたくてたまらない人が，そのせいで離れていっちゃう気がする」

　弁証法的行動療法（DBT）に含まれている苦痛を耐え抜くスキルについて学んだあと，トリナは厄介な状況を，以前よりうまく舵取りできるようになり，事態を悪化させることはなくなりました。自分の否定的な感情にはもう翻弄されることはないと感じるようにもなりました。そして，とうとう多少の希望まで感じるようにもなりました。

す。ただ，常にそうなるとは限りません。役立たない対処方法に頼ったり，状況を悪化させたりすることなく，その悪い状況を乗り切ることが勝利だということを忘れないでください。また，危機を乗り切るスキルは，必ずしも一度だけしておしまいという行動ではないという点も重要です。危機状態にうまく対処するには，ふたつ以上のスキルを使わなくてはならなくなることもあります。感情を調節するスキルに関する次章では，否定的な感情をただ耐え抜くだけでなく，そうした感情に対する脆弱性を変化させたり軽減させたりする方法を学びます。

危機とは？

　私たちは本書の目的に合わせて，危機とは，すぐにも解決したり逃れたりする必要があると感じられるストレスまみれの苦痛な状況だと考えます。たとえば，パートナーと口論し，なんらかの解決に到らないまま，その後しばらく互いに連絡が途絶えているとしましょう。あなたの感情マインドは火が付いたようになり，ふたりの関係が無傷のまま続きそうかどうかを疑っています。あなたが望んでいるのは，パートナーと連絡を取り，万事順調だと知ることだけです。ところが，パートナーは距離を置きたがっているため，互いの心の準備が整わないまま接触しようとすると，事態を悪化させるかもしれません。

　それでも，あなたの身体の全細胞は問題の解決を求めて悲鳴を上げています。これはまさに危機だと感じられます。

　危機状態で感じている苦痛のレベルを表すひとつの方法は，一般的に「サッズ（SUDs: Subjective Units of Distress scale）」と呼ばれる苦痛に関する主観的な単位を使うことです。サッズでの評価方法が身につくと，助かることがあります。というのも，その評価ができれば，これから学ぶ予定の「危機を乗り切るスキル」をいつ使うかについて判断するのに役立ちうるからです。

　このエクササイズを行なうために，まずは 80 ページの表を埋め，自分の生活にサッズがどのように現れるかをよく把握しておきましょう。第 2 章で，アクセプタンスのスキルと変化のスキルについて論じていることを憶えていますか？　自分のサッズをうまく評価できるようになると，アクセプタンス志向のスキルを使うべきときを知るのに役立ちます（アクセプタンス志向スキルというのは，本章で説明する苦痛を耐え抜くテクニックなどのことで，苦痛のレベルが高めのとき特に役立ててもらうためのものです）。サッズが低めのときは，変化志向のスキルを使うことで効果が高まります（変化志向のスキルというのは，後続章で説明する感情調節

スキルや対人関係の有効性を高めるスキルなどのことです）。また，マインドフルネスのスキルはいつでも役立つスキルですが，サッズが高いときには特に有用であることも憶えておきましょう。

苦痛のレベル	このレベルの苦痛を生み出したと思われる状況
0：完璧に最高の生活を送っていて，ストレスは明らかに皆無である。	
1：よくやっていて，すべてが順調である。	
2：ごくわずかにストレスはあるが，状況はかなり落ち着いている。	
3：軽度の苦痛があるが，心身機能の妨げにはまったくなっていない。	
4：軽度から中程度の苦痛がある。	
5：中程度の苦痛はあるが，機能は確実に果たすことができる。	
6：中程度から強度の苦痛。	
7：かなりの苦痛があり，集中することが難しく，感情マインドが優位になりはじめている。	
8：ひどい苦痛があり，機能を果たすのに支障がある。	
9：極度の苦痛があり，明らかに感情マインドが仕切っている。	
10：これ以上ない苦痛があり，どうにもならないと感じる。	

STOP スキル

STOP スキルは，ほぼ全レベルの苦痛に役立ちますが，サッズレベルが6以上だとわかったとき，特に役立ちます。STOP という頭字語を利用して，そのステップを覚えるといいでしょう。以下はその説明です。

<u>Stop：ストップする</u>　文字どおり，動いてはいけません。身体の動きをしばらくの間ぴったり止め，どうしても反応したくなるまでそのままでいましょう。

<u>Take a step back：一歩下がる</u>　実際に身を一歩引いても，精神的に一歩引いても，その両方でも構いません。数回，深呼吸をします。反応したいという衝動に支配されないようにしましょう。

<u>Observe：観察する</u>　そして，今実際に起きていることを自分自身に説明します。必要に応じて，声に出して言いましょう。判断も，推測も，解釈も入れてはいけません。ただ事実のみを語ってください。

<u>Proceed mindfully：マインドフルに進む</u>　どうすることがベストな反応かを，自分の叡智マインドに訊ねましょう。どのようなアウトカムが得られれば，明日，あるいは，来週，そのことで最高の気分になれますか？　（これを実行するには，この先の章で学ぶスキルが必要になるかもしれません）

このスキルを身につけるには，苦痛のないときや，サッズレベルが2か3のときに練習しましょう。

メリットとデメリットを考える

このスキルは，つらい状況に先立ち，叡智マインドの状態にあるときに使いましょう。メリットとデメリットの完成リストは，考えられる危機に対する望ましい反応について，叡智マインドが予想したことをまとめた表とも言えます。このスキルを練習すると，問題行動を非常に包括的に理解できるようになるだけでなく，その行動を抑制しつづけることのあらゆるプラス面もよく理解できるようになります。

一例を挙げましょう。あなたのパートナーは，帰りが遅くなるという電話を今夜も入れてきません。いつものように帰宅すると思っていたあなたは，夕飯にごちそうを用意しました。あなたはずっと待ちつづけています。やがて食事が冷めきったところに，相手は帰ってきました。危機状態のあなたは衝動的に，すぐさま相手に思い知らせてやろうとします。「私のことをこんなふうにないがしろにするなんて，許せない！」

では，サッズがまだ低いうちにメリットとデメリットのリストに取り組んだと仮定しましょう。リストは以下のようになるかもしれません。

	メリット	デメリット
危機が煽る衝動に屈する	もし怒鳴ったら，今回の行動で私がどんなに動揺しているかがわかるだろう。 あんな行動を取ったのだから，イヤな思いをしたって，自業自得だ。 言いたいことを言ったら，すごくすっきりするだろう。	心から心配していたのに，怒鳴ったら，けんかになるだろう。 遅くなったことには，たぶん何か原因があるのだろう。 怒鳴ったら，私は自分の感情を処理できないみたいに見えるだろう。
危機が煽る衝動に抵抗する	冷静に自分の考えを伝えれば，自分の感情をコントロールできていると感じることができる。 けんかになる可能性は低くなるだろう。 電話を入れてもらうことが私にとってどれだけ重要かをわかってくれるかもしれない。	怒鳴って得られる満足を得られない。 帰宅が遅くなることが私にとってどれだけつらいことかわかってくれないかもしれない。

第4章　苦痛や苦しい状況に耐えられるようになる　　*83*

　今度は，あなたの引き金となる状況をひとつ選んで，リストを作成してみましょう。叡智マインドで取り組むことを忘れないでください。まず，その危機的状況であなたが示したくなる行動を説明しましょう。

　では，リストを作成してください。

	メリット	デメリット
危機が煽る衝動に屈する		
危機が煽る衝動に抵抗する		

　以上がわかって力をつけた今，危機が煽る衝動に屈するのと抵抗するのとでは，あなたはどちらの方が幸せですか？

生体の化学的性質を TIPP する

　感情が高ぶりつつあるとき，生体で起きている反応に圧倒されるように感じられることがあります。幸いなことに，感情の強度を下げ，感情による身体の支配を解く方法はいくつかあります。副交感神経系は，身体を鎮めて休息と消化を促す神経系の一部ですが，この副交感神経系を活性化するさまざまなスキルを活用することが可能です。この神経系を活性化すると，激しい心拍など，ストレスと結びついた身体症状を軽減できるので，身体が楽になり，他のコーピング・スキルを使える状態になれます。DBT では，これを TIPP・スキルと呼んでいます。というのも，このスキルは，生体の化学的性質を闘争逃走反応からリラクセーションへと「傾ける」からです。頭字語のアルファベットは，使うべきテクニックを思い出す一助となります。

　　体温の変化（Temperature change）
　　強度のエクササイズ（Intense exercise）
　　呼吸のペース調整（Paced breathing）
　　対で行なう筋肉のリラクセーション（Paired muscle relaxation）

　　後続のページで，各テクニックの試し方を学んでいきましょう。

体温を利用する

　体温の変化は「哺乳類の潜水反射」を引き起こす可能性があります（水中で動物が息を止める様子を思ってください）。この反射が起きると，副交感神経系が活性化し，強烈な感情に伴うことの多い身体的覚醒を軽減します。

　このスキルを試す前に，これが自分にとって安全であることを，かかりつけの医療提供者に調べてもらってください。特に，心臓に問題がある場合や，摂食障害で苦しんでいる場合，その他の医療問題（殊に心臓関連のもの）に取り組んでいる場合は，必ず調べましょう。

　以下の方法を初めて試すときには，試行の前後に心拍数を測り，生体の化学的性質を傾けるこの方法が身体反応に及ぼしうる影響を調べた方がいいかもしれません。心拍数を調べるには，2本の指を橈骨動脈に押し当てます。橈骨動脈は，手首の親指側の，骨と腱の間にあります。15秒間，拍動数を数えましょう。それを4倍して，1分間の心拍数を出します。

　自分のサッズを評価し，心拍数を記録しましょう。サッズ：＿＿＿　　心拍数：＿＿＿

　潜水反射を起こすために，洗面器かシンクに張った冷水に顔を浸し，30秒から60秒の間，息を止めます（ただし，冷水と言っても，水温は18℃以上にしましょう）。

　角氷か冷水を入れたジップ・トップ式の袋を，湿らせたペーパータオルで包み，それで両目と両頬を覆っても，同じ効果が得られます。冷たいおしぼりで顔を覆っても，うまくいくかもしれません。効果を高めるために，前かがみになって潜水の姿勢をまね，30秒から60秒の間，息を止めます。

　では，再び自分のサッズを調べ，心拍数を記録してください。
サッズ：＿＿＿　　心拍数：＿＿＿

　サッズもしくは心拍数になんの変化も見られない場合は，もう一度やってみましょう。

強度のエクササイズを利用する

　激しい有酸素運動を行ない，つづけて整理運動でクールダウンすると，怖れや怒りといった強烈な感情を徐々に緩和することができます。理想を言えば，これで効果を上げるためには，エクササイズを最低20分はするようにしてください。エクササイズはどれくらい激しいものにしなくてはならないのでしょうか？　DBT が公式に推奨するのは，最大心拍数の70％ですが，もし計測方法がわからない場合は，心拍数が上がったと感じられるタイプの運動を目ざすだけで大丈夫です。

　エクササイズが終わったら，クールダウンしながら注意を怠らず，今の状態がどんな感じかに注目します。クールダウン中，身体は，次第に落ち着いた状態になるよう自らを調整し直しています。忘れないでいただきたいのは，ジムに出かける必要はないということです。速足での散歩やジャンピング・ジャック〔跳躍と同時に挙手・開脚を繰り返す運動〕，足踏み運動でも大丈夫ですし，ダンスをしてもいいでしょう。

　実行したエクササイズと，それがサッズに及ぼした影響の記録をつけつづけると，とても役立つことがあります。エクササイズの量を増やして健康を改善したいという目標があって，それが感情の調整にも役立っているとわかったら，一石二鳥とも言えましょう。エクササイズ中のサッズが高くなくても，定期的な運動と心拍数の増大は，日々の不安を軽減するのに役立ちえます。以下の表を利用して，毎日のエクササイズと活動があなたのサッズに及ぼす効果を記録しましょう。そうすれば，なんらかの危機が感情を乗っ取ることがあっても，どれだけ運動すれば落ち着くことができるかがわかります。

有酸素運動の種類	エクササイズ前のサッズ	エクササイズ後のサッズ

第4章 苦痛や苦しい状況に耐えられるようになる **87**

呼吸のペースを調整する

　呼吸のペース調整は，悩ましい状況に直面したときに副交感神経系をオンライン状態にするための優れた TIPP スキルです。このスキルでは，最大限の落ち着きにアクセスできるように，呼吸を調整します。

　息を吸うと，交感神経系が活性化され，ストレスがかかったときに行動する準備が整います。息を吐くと，副交感神経系が活性化されて，落ち着きます。秘訣は，吸気より呼気に時間をかけることであり，それによって身体は減速し，落ち着き，リラックスしていきます。このスキルは，厄介な状況に先立って練習することができます。リラクセーション反応が実際に必要になったとき，より迅速にその反応を活性化するよう，自分を訓練することができるのです。試しにひとつやってみましょう。

1. 楽な姿勢を取ります。

2. 2 〜 4 秒かけて，鼻からゆっくり息を吸い込み，胸と下腹部をふくらませます。

3. 4 〜 6 秒かけて，口からゆっくり息を吐き出します。そうしながら，口をすぼめ，フーッと音を出しましょう（周囲に人がいる場合は，音は出さなくても構いません）。

4. 数分間，もしくは好きなだけ長く，同じやり方で息を吸ったり吐いたりしつづけます。心がさまよいはじめたら，注意の焦点を，秒数を数えることと呼吸とにそっと戻しましょう。

　やり方がわかるようになったら，呼吸の速度をさらに緩めて呼吸周期を毎分 5 〜 6 回とし，最大の効果が得られるようにしましょう。練習を続け，自分にとってもっとも効果のある呼吸のペースを見つけてください。

対で行なう筋肉のリラクセーション

最後の TIPP スキルは，呼吸と対で行なう筋肉のリラクセーションで，これも副交感神経系反応を活性化します。各ステップで，身体の一部分を 10 秒ほど緊張させます。その緊張を解きながら，息を吐き出し，「リラックス」と自分に言い聞かせます（言い聞かせる言葉は，鎮静効果があるものなら，どのようなものでも構いません）。もし体内に十分な感覚が生まれないなら，遠慮なく，以下に言及した特定の部位を，感覚が得られる別の部位に交換してください。

1. 腰を下ろすか，横になるかして，楽な姿勢を取りましょう。

2. まず，両手と両手首に焦点を絞ります。手を握ってゲンコツにし，腕の筋肉を緊張させます。その状態を 10 秒続けたあと，力を抜きましょう。

3. 歯を食いしばり，目をギュッとつむり，顔面の筋肉を緊張させます。その状態を 10 秒続けたあと，力を抜きましょう。

4. 両肩を耳近くまで引き上げ，背中の上部の筋肉を緊張させます。その状態を 10 秒続けたあと，力を抜きましょう。

5. 腹部のコアマッスルを緊張させます。その状態を 10 秒続けたあと，力を抜きましょう。

6. 臀筋，腰の筋肉，鼠径部の筋肉をギュッと締めます。その状態を 10 秒続けたあと，力を抜きましょう。

7. 膝と太ももの筋肉に集中します。その状態を 10 秒続けたあと，力を抜きましょう。

8. ふくらはぎをギュッと締めます。その状態を 10 秒続けたあと，力を抜きましょう。

9. 両足と両足首に焦点を絞ります。つま先を丸め，足首を曲げます。その状態を 10 秒続けたあと，力を抜いてリラックスしましょう。

第4章　苦痛や苦しい状況に耐えられるようになる　　*89*

　これをやり終えたら，自分の状態をチェックします。あなたのサッズは今，どの辺りですか？　やりはじめたときより，くつろいだ気分になっていますか？

ACCEPTS スキルを使って気を紛らす

　このあと数ページにわたり，ACCEPTS スキルを集中的に取り上げ，そののちに IMPROVE スキルを紹介します。これらふたつのスキルはいずれも，その瞬間の苦痛に耐え，危機が煽る衝動に屈するのを避けるための方法を，さらに与えてくれます。これらのスキルの中核にあるのは，気を紛らして心を落ち着かせ，今という時間を改善するさまざまなことを行なうことです。一点，注意していただきたいのは，活動にはマインドフルに参加するということです。実践しながら，心配事や恨みごとを反すうしていたら，サッズは下がりません。自分の注意のすべてをスキルにマインドフルに集中させることが，このスキルを効果的に活用する秘訣です。もう一点，これらのスキルを使って，感情をすべて麻痺させたり回避したりしようとするのは，どうかやめてください。これらは危機的な状況を乗り切るために用いることを目的とするものであり，あらゆる感情を免れたり，実生活を回避したりするためのものではありません。

　最初のスキルの ACCEPTS には，サッズが高いときに気を紛らし，破壊的な行動を取らないようにする方法が種々含まれています。それらを試してみて，どの方法が自分にとってもっとも効果的に働くかを知っておくと役立ちます。アクセプツのテクニックを使うときは，まずひとつ使ってみて，そのテクニックでは危機が煽る衝動に抵抗するのに苦労すると感じたら，別のテクニックを使い，必要ならさらに別のテクニックを試してみるというようにしましょう。

　頭字語の ACCEPTS は，以下を表しています。

<u>Activity</u>：活動　気を紛らす活動に徹底的に取り組みます。読書する，テレビを観る，家の掃除をする，散歩に行く，裁縫をする，ゲームをするなど。

<u>Contribution</u>：貢献　人の手助けをします。ボランティア活動をする，誰かに贈りものをする，物品を寄贈する，大切な人に電話をかけたりメールを送ったりするなど。これには，気を紛らすだけでなく，自分自身のことを思ってよい気分にもなれるという恩恵があります。

<u>Comparison</u>：比較　これを行なうには，ふたつの異なるやり方があります。ひとつは，自分よりも幸運でない人々と自分とを比較するというやり方です。これは感

謝する姿勢を生み出しえます。ただ，一部の人たちは，そこまで不運な人がいるというのに，自分が打ちのめされたことについて，罪の意識を抱いたり恥ずかしく感じたりします。その場合は，現在のこの状況に自分がどう巧みに対処しているかということと，もし過去にこの状況に遭遇していたら自分はどう対処しただろうかということを比較したり，過去に同様の状況に陥っていたら自分が抱いただろうと思う気持ちと，今はそれよりどれだけ気持ちが上向きになっているかを比較したりすると，役立つかもしれません。

Emotion：感情　今自分が感じている感情とは正反対の気持ちを引き出そうと努めましょう。たとえば，もし今，悲しいなら，面白い映画を観るようにします。もし今，不安なら，心が落ち着く音楽を聴くようにします。

Pushing away：回避　自分と，自分の感情的な苦痛との間に，壁を築いているところを想像します。あるいは，心配事を箱に入れて片づけているところを視覚化します。

Thoughts：考え　別のことを考えて，苦しい今の状況から注意を逸らします。たとえば，アルファベットを逆から言ってみる，何かの歌詞を思い出す，クロスワード・パズルをするなど。危機が去るまで頭を忙しく働かせつづけるのに役立つことなら，なんでも構いません。

Sensation：感覚　強い身体感覚を利用して，強烈な感情から注意を逸らします。熱いシャワー，もしくは冷水のシャワーを浴びる，角氷を握る，強い香りを嗅ぐ，酸っぱいキャンディをなめるなど。苦痛なことや有害なことをして注意を逸らそうとしないよう，気をつけましょう。

ACCEPTS を実行する

　以下の記録表を使って，苦しいとき，どのACCEPTSのスキルが自分にとってもっとも役立つかを，よく知っておきましょう。この活動を終えたあと，自分のサッズに変化がなくても，危機が煽る衝動に屈しないでいられたなら，それはやはり成功であることを忘れないようにしてください。**注意：「状況」の欄に詳細な説明を書き入れる必要はありません。ひと言，説明の言葉を入れれば十分です。**

	状況	気を紛らすために利用したこと	実践以前のサッズ	実践以後のサッズ	危機が煽る衝動に屈したかどうか（はい／いいえ）
Activity：活動					
Contribution：貢献					
Comparison：比較					
Emotion：感情					
Pushing away：回避					
Thoughts：考え					
Sensation：感覚					

五感を使って自分を落ち着かせる

サッズが高いとき，出発点として，利用可能な自分の五感を使い，自分を落ち着かせる活動にマインドフルに集中しましょう。以下にいくつかアイデアを挙げています。各項下の記入欄に，それぞれの感覚を使って自分を落ち着かせるための実践例を，もうひとつ追加しましょう。

視覚：腰を下ろして夕焼けを眺める。自然を訪ねる。アート作品や写真を観る。

聴覚：小鳥のさえずりを集中して聴く。癒し系の音楽をかける。水の音に集中する。

嗅覚：よい香りのキャンドルを楽しむ。パンを焼く。お気に入りのローションを使う。

味覚：ハーブティーを入れる。ガムをかむ。何かを特にマインドフルに食べる。

触覚：着心地のよいパジャマを着る。泡風呂に入る。猫をなでる。

その瞬間に IMPROVE スキルを使う

「その瞬間をよりよいものにする」スキル一式は，否定的な経験をより肯定的なものにすることによって焦点を移動させるときに使える一連の選択肢を提供しています。以下はその選択肢で，それぞれの頭字を並べると，「IMPROVE」，すなわち，「よりよいものにする」という意味になります。

Imagery：心象　目に入る周囲のものに注目してもいいでしょう。自分が穏やかな場所にいるところを想像したり，自分の身体からストレスを発散していたりするところを想像してもいいでしょう。あるいは，たいへんな状況の中で自分が驚くほどうまく対処しているところを想像するのもいいでしょう。

Meaning：意味　自分が直面している苦しい状況の意味を理解しましょう。現在の状況の中に，前向きなことを探してください。この状況から学べることで，何か人助けに活用できることはありますか？

Prayer：祈り　これは従来の宗教的な祈りと捉えてもいいでしょうし，叡智マインドにアクセスすること，あるいは，自分自身よりも偉大な何かに物事を委ねることと捉えてもいいでしょう。このスキルをどのように使うにせよ，今の状況が消失することを祈るのではなく，力をお与えくださいと頼みましょう。

Relaxing action：リラクセーションを促す行動　困難な状況にちょっとしたリラクセーションをもたらしてくれることは，たくさんあります。深呼吸を数回してみましょう。散歩に出る，ヨガを少々する，気持ちのよい風呂に浸かるといった方法はいかがですか？

One thing in the moment：いっときにひとつ　何をする場合にも，それにマインドフルに集中しましょう。心が，過去のつらい記憶や未来の不安へとさまよいはじめても，傍観します。過去や未来ではなく，現在のタスクに集中してください。洗わなくてはならないお皿がありますか？　目の前のタスクのどのような点にも注目しましょう。たとえば，そこに生じた泡や水の温かさなど。そうすれば，役に立たない考えに焦点を絞らないでいられます。

<u>Vacation：休み</u>　これは，バミューダに向かうために荷造りせよということではありません。今抱えている難題から離れて，ちょっとひと休みするということです。現実の生活に戻るための計画を立てるということでもあります。もし1時間休憩するつもりなら，タイマーをかけておき，時間が来たらきちんと戻りましょう。

<u>Encouragement：励まし</u>　誰しも，ときには多少の応援が必要です。「これはきついけれど，私ならできる」，「私は今，最善を尽している」，「これも，いつか過ぎ去る」などと，自分自身に言い聞かせましょう。大切なのは，自分が大切に思う誰かに語りかけるのと同じように，自分自身に語りかけることです。

IMPROVE を実行する

　否定的な感情の高まりを感じたら，IMPROVE の選択肢を参照し，選んだものについて，以下の記録表を埋めましょう。まず，その感情の引き金となった状況を説明し，それへの対応として実行しようと思う活動，もしくは既に実行した活動をはっきりさせます。どのような活動を利用しうるかについて，さまざまな考えを紹介している 95・96 ページを参考にしてください。最後に，その活動<u>前後</u>の苦痛レベルを評価しましょう。

	状況	利用する／した活動	活動前の苦痛レベル(0 ～ 10)	活動後の苦痛レベル(0 ～ 10)
Imagery：心象				
Meaning：意味				
Prayer：祈り				
Relaxing action：リラクセーションを促す行動				
One thing in the moment：いっときにひとつ				
Vacation：休み				
Encouragement：励まし				

危機を乗り切るツール・キットを作成する

　感情が高ぶり，危機が煽る衝動に屈してしまいそうだと思うとき，危機を乗り切るツール・キットが手元にあると，とても役立ちます。ここまで見てきた数々のスキルを思い返し，自分のお気に入りについて考えましょう。箱でも，バッグでもバスケットでもいいので，スキルをひとそろい容れておくものを選んでください。スキルを活用できるようにするアイテムをその中に入れます。たとえば，ストレス解消ボール，お気に入りの香りのローション，お気に入りの休暇先の写真，お気に入りの雑誌，クロスワードの本，エッセンシャルオイル，ハーブティーのティーバッグ，お気に入りのキャンディなどです。リマインダー・リストや，危機を乗り切るスキルを実行するときの説明書を入れておくこともできます。そして，以前作成したメリットとデメリットのリストも忘れないでください。感情マインドが優勢なとき，そのひとつひとつが叡智マインドからの覚書として働いてくれます。キットの保管場所は，これまでに危機が煽る衝動に屈したくなったことのある場所にしてもいいでしょう。

　数多くの私のクライアントはキットを，家庭や職場，車の中のほか，スキルが必要になりそうな場所なら，どこにでも置いています。これは創造性を養うエクササイズだと考えましょう。たとえば，冷水やアイスパックによる潜水反射の誘発が有用だと思っているとしたら，キットの中身は，それに合わせてどう揃えますか？
人によっては，ビニール袋，水筒，ペーパータオル数枚を車に積んでおくでしょう。コンビニエンス・ストアにさっと行ってソーダ・ファウンテン〔ドリンクバーに近い設備〕の氷をコップに一杯ほど入手すれば，潜水反射を引き起こすのに必要なものはすべて揃います。また，救急箱に入れているような瞬間冷却パックを常備しておく人もいるでしょう。瞬間冷却パックは，叩くかもむかすれば，冷たくなります。

　あなたのツール・キットがどのようなものになるかをよく考え，必要なものを集めはじめましょう。

ラディカル・アクセプタンスを実践する

　たいへん厳しい現実ですが，人生はときに不公平で，物事は必ずしも自分の思うとおりには進みません。交通渋滞にはまったとか，ソフトクリームを落としてしまったというような，ささいなこともあれば，子どものときに虐待されていたとか，大切に思う人を亡くしたというような，重大なこともあるでしょう。こういうときこそ，もうひとつの苦痛を耐え抜くスキルが活躍します。本章冒頭では，危機的状況を乗り切る方法を学びましたが，ここでは，変えることのできない状況と，それらをどう受け入れて苦しみを軽減するかに，焦点を絞っていきます。

　何かの受け入れを拒否したからと言って，その何かを起きないようにすることはできません。また，ある状況の事実を受け入れたからと言って，たとえば，起きた出来事をよしと認めなくてはならないことにはなりません。その状況の事実以外は，何も受容する必要はありません。しかも，現時点でそれを受容しなくてはならないというだけのことです。たとえば，その仕事には雇用されなかったということを受容するだけでいいのであって，もう二度と働けないと絶望する必要はないということです。

　現実と闘えば疲弊しますし，その闘い自体，まったく意味がありません。既に起きたことを拒絶しても，現実は変わらず，既に感じている苦痛に，あらゆる種類の否定的な感情を追加することになります。

　ラディカル・アクセプタンスは，痛みを苦しみに変化させないようにするための，苦痛に対する耐性を培うスキルです。これを等式に表すと，「現実＋現実の受容（アクセプタンス）＝痛み」ですが，「現実＋現実の非受容＝痛み**および**苦しみ」といったものになります。痛みはそれだけでも十分につらいものですが，そこに苦しみが加わると，実に耐えがたいものになります。

　痛みを避けることはできませんし，こうなっていたかもしれないのにと，現実とは異なることを思って嘆いていると悲しみのようなものを感じるかもしれませんが，結局のところ，ラディカル・アクセプタンスを実践すれば，落ち着きと自分の中心軸と平安を感じられるようになります。

非受容に気づく
ノンアクセプタンス

　アクセプタンスを実践していないときの自分の考えや気持ちや身体について知っておくと，それに助けられて，より迅速にアクセプタンスに向けて前進できるようになりえます。

　過去に受け入れられなかった状況とか，今も受け入れられない状況などについて考えましょう。その中から，人生における大きな損失ではなく，比較的ささいなことを何か選んでください。たとえば，交通渋滞にはまる，長い列に並ばなくてはならないといったことのほかにも，生活上のちょっとした出来事で，イライラの原因や，あまり認めたくないなという気持ちの原因になるようなことがいいでしょう。では，その状況について，以下に説明してください。

　この状況に直面したとき，どのような考えが浮かんできたことに気づきましたか？

　どのような気持ちになりましたか？　受容できないままの自分に気づいたとき，その気持ちは強くなりましたか？　それとも，弱まりましたか？

第 4 章　苦痛や苦しい状況に耐えられるようになる　　*101*

　身体にどのような感覚が生じたことに気づきましたか？

　この具体的な状況において，アクセプタンスに向かって前進できていたら，自分
の考えや気持ちや身体感覚にどのような変化が生じたことに気づいたでしょうか？

心の向きを変える

　ラディカル・アクセプタンスは，ある特定の状況に関して1回実施し，終わったらリストから外すというようなものではありません。困難な状況に直面すると，私たちはしばしばそれを受け入れますが，その後ふと気づくと，もはや受け入れられなくなっています。たとえば，財布をなくしたこと，ありますよね？　そうなると，あらゆる場所を探します。やがて，なくなってしまったことを受け入れることにします。ところが，ふと気づくと，また何度もチェックしています。なぜでしょう？受容は簡単ではないからです。つまり，少しの間は受容するのですが，やがてまた財布を探しはじめるのです。そして，もっと深刻な状況では，受容はさらに難しくなります。

　最初は受け入れていても，のちに受け入れていないことに気づく――こういうときにこそ，心の向きを変えるのです。簡単に受容できないとき，心の向きを変え，自分が受容に向かって前進しているところを思い描くのです。以下はその方法です。

1.　受け入れられなくて苦しんでいる状況について考えてください。

2.　自分が分かれ道に来たところを想像します。左の道は非受容につながり，右の道は受容につながっています。

3.　自分がアクセプタンスの道に向かおうとしているところを想像しましょう。

4.　心をアクセプタンスに向けるのです。

　これを最初に試すときは，受容が難しいとは言え，さほどハードルの高くない状況を取り上げます。過去にあった状況を思い描いてもいいですし，次に戸惑うような出来事に遭遇したときに試してもいいでしょう。コツがつかめてきたら，ハードルを徐々に上げて難易度の高いものに使ってみてください。

意欲とわがまま

心の向きを変えようと努力しているのにもかかわらず，依然として現実の受容に難儀しているとしたら，どうなるのでしょう？　それは，人間の人間らしい部分です。どんな人にもそんな経験があります。人生が配るカードの受容は難しいことがありますが，動揺したり，ゲームをやめろと脅したりしても，自分のところに来たカードは変わりません。

弁証法的行動療法（DBT）では，配られたカードの受容を拒否するのは，「わがまま」と呼んでいます。たとえ気に入らないカードでも，来たカードを受け入れてプレイするのは，「意欲」と呼びます。ウィリングネスは叡智マインドに耳を傾け，各状況で必要なことを行ないます。ウィルフルネスはあきらめてしまい，あらゆる状況を自分でマネジメントしたがり，事態がすぐに変わることを要求します。何事かを意欲的になって受け入れようとするからと言って，それを好むということにも，それをよしと認めるということにもなりません。それは，変化を起こす最初の一歩となることがよくあります。たとえば，社会に変化を起こしたいと思っているとしましょう。ただそこに立って変化を要求するだけでは，なんの効果もありません。社会が壊れていることを受け入れ，事態を改善させるためには他者と着実に取り組む必要があることを受け入れてこそ，やがて長期にわたって変化が生まれることにもなりましょう。

自分のウィルフルネスの体験について，以下を活用してじっくり考えましょう。

自分がわがままになっていて，現実を受容することなく，スキルも活用できていないとわかったときのことについて，説明してください。

もし状況を受け入れようと意欲的になったとしたら，感情がどう変化したと思うかについて，説明してください。

----

104   第Ⅱ部　弁証法的行動療法の戦略で境界性パーソナリティ症に取り組み，回復しはじめる

　もし状況を受け入れようと意欲的（ウィリング）になったとしたら，行動がどう変化したと思うかについて，説明してください。

身体を利用して現実を受容する

私たちは，ほぼ全員が仏陀の像を見たことがあるはずです。仏陀はとてもリラックスしているように見えますよね？　その理由の一部として，ふたつの点が挙げられます。ひとつは，人の心を鎮めるような優しい表情，今ひとつは，上向きに開いた両手です。仏陀のこのイメージを思い浮かべながら，かすかな笑みを浮かべ，両手を開いて意欲（ウィリングネス）を表してみましょう。

かすかな笑みは，現実を受け入れていることを自分自身に示すひとつの方法です。感情は，部分的には顔の表情によってコントロールされています。脳と顔の筋肉は互いにきわめて近接していて，非常に迅速にコミュニケーションを取り合います。したがって，表情を変えるだけで，感情を変化させられることもあるかもしれません。言い換えれば，穏やかな表情を浮かべることができれば，実際にさらに穏やかな**気分になり**うるということです。

以下は，かすかな笑みを浮かべる方法です。

1. 顔，首，肩の筋肉をリラックスさせます。

2. 次に，口角をほんの少しだけ上にもち上げます。あなた以外の誰にも気づかれることはないでしょう。この表情はどちらかというと，関心の有無がはっきりしないという印象を周りに与えます。あなたはほかの誰かに微笑みかけているわけではありません。自分の脳に微笑んでいるのです。「ねえ，大脳，何もかもうまくいっているよ。ぼくたちは大丈夫」と。

ウィリングネスを示す両手は，現実を受け入れていることを身体で自分に示すもうひとつの方法です。手の平を上に向けて両手を開き，すべての指の力を抜きます。これは非常にオープンな姿勢であり，怒りとは正反対のものに喜んで応じるのに役立ちます。

今の考えにマインドフルになる

さまざまな考えに気づき，それを根本的に受容することは，感情の調節にとって重要なことです。考えを単なる考えとして観察でき，それを現実として扱うことをしなければ，考えとの間に距離を置くことができるようになり，感情的に反応する度合を下げることができます。以下は，自分の考えを取りさばき，それらに圧倒されるままにならないようにする方法です。

1. 楽な姿勢を取ります。少し時間をかけて身体を落ち着かせましょう。

2. 1〜2回，深呼吸します。

3. 浮かんでくる考えをすべて観察します。それらが，ときに波のように打ち寄せてくることに気づきましょう。どのような考えも，生じるままにしておきます。押さえこんだり，批判したりしてはいけません。しがみついてもいけません。

4. 好奇心をもって向き合う姿勢を取りましょう。考えを観察はしますが，評価はしません。それらがどこから来ているのか，自問はしますが，分析しすぎてはいけません。

5. これらの考えは頭の中で起きている出来事であることを認めましょう。憶えておいてください。あなたは，あなたの考えではありません。

6. 自分の考えが今とは大きく違っていたときのことを思い出してください。

7. いろいろな考えが浮かんでは消えていくのを許可しましょう。

8. 自分の考えと遊ぼうとしてみてください。それらを漫画のキャラクターの声で言ってみたり，歌にしてみたりするのです。通りすぎて行く車のバンパーに貼ってあるステッカーだと思ってみるのもいいでしょう。

9. 考えは考えに過ぎないと，自分自身に言い聞かせましょう。

第 4 章　苦痛や苦しい状況に耐えられるようになる　　*107*

　これを定期的に練習しておけば，このスキルが必要になったとき，より楽に使えるようになります。

苦痛を耐え抜くスキルについてじっくり考える

苦痛を耐え抜くスキルを使うという選択がなかなかできないこともあります。感情マインドが主導権を握っていると，感情マインドの衝動のままに行動することが，その時点では実に筋が通っていると思えるかもしれません。

今にも感情マインドに乗っ取られそうになっているとき役立つ可能性があるのは，自分のいろいろな「なぜ」や長期的な目標——感情マインドと危機が煽る衝動に屈する事態を減らすという長期目標——を自分自身に言い聞かせることです。このページの空欄に，なぜ危機が煽る衝動に抵抗して感情マネジメントスキルを使おうと努力することが重要なのか，その理由を書きましょう。これには叡智マインドに働いてもらうことを忘れないでください。

困難な状況に直面したとき，危機が煽る衝動に屈しないで，スキルを活用する理由は：

強烈な感情に直面したとき，危機が煽る衝動に屈しないで，スキルを活用する理由は：

スキルを使うのが難しくて，もうあきらめたいと思っても，危機が煽る衝動に屈しないで，スキルを活用する理由は：

危機が煽る衝動に屈しないで，スキルを選択したあなたに，おめでとうの言葉を贈ります。スキルをうまく使えるようになるには，たいへんな努力を要することが多く，最初は特にきついものです。スキルは，何度も何度も使っていると，そのうち次第に楽に使えるようになっていきます。あなたの勇気と献身と努力は称賛に値します。

110   第Ⅱ部　弁証法的行動療法の戦略で境界性パーソナリティ症に取り組み，回復しはじめる

苦痛を耐え抜くスキルに関する日誌カード

　苦痛を耐え抜くスキルを定期的に使用することは，厄介な状況や感情に対処し，事態を悪化させないでおく上で，重要なことです。次の一週間，苦痛を耐え抜くスキルを毎日ひとつでも複数でも練習する目標を立てましょう。その日にやってみた各スキルの有効性を，以下のスケールを使って評価しましょう。

　　　1：苦痛を耐えるのにまったく役立たなかった
　　　2：苦痛を耐えるのに少し役立ち，しばらくの間対処できた。
　　　3：とても役立った。苦痛を耐え抜き，危機が煽る衝動に屈しなかった。

　苦痛に耐え抜くためのツール・キットを作り上げるために，以下の全スキルを試しつづけることを忘れないでください。大切なのは，1回やってうまくいかなかったからと言って，すぐに役立たずだと見限らないことです。

	月	火	水	木	金	土	日
STOP スキル（81 ページ）							
メリットとデメリットを考える（82 ページ）							
生体の化学的性質を TIPP する（84 ページ）							
体温を利用する（85 ページ）							
強度のエクササイズを利用する（86 ページ）							
呼吸のペースを調整する（87 ページ）							
対で行なう筋肉のリラクセーション（88 ページ）							
ACCEPTS スキルを使って気を紛らす（90 ページ）							
ACCEPTS を実行する（92 ページ）							
五感を使って自分を落ち着かせる（93 ページ）							
その瞬間に IMPROVE スキルを使う（95 ページ）							
IMPROVE を実行する（97 ページ）							
非受容に気づく（100 ページ）							
心の向きを変える（102 ページ）							
意欲とわがまま（103 ページ）							

第4章 苦痛や苦しい状況に耐えられるようになる **111**

重要ポイント

本章は非常に多くを取り扱っています。あなたはここで，悪い状況を，さらに悪化させることなくくぐり抜ける方法を学び，痛みの受容がどう苦しみを減らすかを学びました。さらに前進しようとする今，以下を心に留めておくと役立つはずです。

- 苦痛に関する主観的な単位「サッズ」は，どのスキルをいつ使うかについて，有用な手がかりを与えてくれる可能性があります。

- マインドフルネスのスキルは，時を選ばないスキルであり，DBT の中核を成すスキルでもありますが，苦痛が特に強いとき，非常に重宝します。感情を調節するスキルと対人関係の有効性を高めるスキルは，低程度の苦痛を味わっているときに用いるためのものです。危機を乗り切るスキルは，苦痛に対する耐性を扱っていますが，これらのスキルは，サッズが高いときに頼るべきものです。

- 危機を乗り切るスキル・キットはひとまとめにして，家庭や職場や車の中，そのほかにも，サッズの低下になんらかの助けが必要になる場所に備えておきましょう。

- ラディカル・アクセプタンスは，たいていの人にとって非常に難しいスキルです。現実の受容をできるかぎり頻繁に練習して，これを自分の強みにしましょう。

私は自分の感情を
マネジメントし，
感情に自分のマネジメントを
任せない。

第 5 章

厄介な感情を理解して調節する

　本章では，感情の目的と機能を見ていきます。感情調節に関する弁証法的行動療法（DBT）のスキルを学べば，心身をケアすることで感情に対する脆弱性を低減させる方法がわかるようになります。また，抱いた感情がその状況の事実にそぐわない場合や，その感情に基づいて行動するのが効果的でない場合に，その感情を変化させる方法もわかるようになります。感情は，周囲の状況や安全性，誰を信頼するのか，誰を愛するのかについて，あらゆる種類の信号を発しています。しかしながら，気持ちを事実とみなすと，方向性を見誤り，自分の価値観や長期的目標としっくりこない考え方をしたり，そうした行動を取ったりすることにもなりかねません。

何が感情の調節を難しくしているのか？

　感情の調節を難しくしている要素はたくさんあります。感情の調節がなぜ自分にとって難しいのか，各プロンプト（文書作成課題）がその理由を示唆するものかどうかをじっくり考え，以下に回答を書きましょう。その後，自分の日常生活における感情面でこれらの各要因が果たしている役割について，日誌なり，その他の形なりで，より詳細に書き出しましょう。

感情の過負荷：感情的に繊細な場合，さまざまな感情があふれて，それらのマネジメントの仕方がわからなくなってしまうことがよくあります。感情面で過負荷が生じた状態は，あなたにとってどう感じられるものですか？

ルルのケースー感情に取り組む

　ルルはほぼ感情恐怖症の状態になっていました。「感情的になりすぎだ」と言われたり，感情に圧倒されたように感じて，自傷以外にそこから抜け出す方法がわからなかったりするなど，否定的な体験をあまりに多くしてきたため，もう二度とどんな感情ももちたくないと思うのでした。けれども，物質を使うなり，感覚が麻痺するような他のことをするなりしなければ，感情は激しく重くなりつづけました。

　ルルは感情による刺激を過剰に感じることがよくあったので，肯定的な感情まで怖れるようになりました。あるとき，感情的に繊細なのは紙やすりでできた世界に裸でいるようなものだと，誰かに言われたことがあり，「そのとおりだ」と思いました。ときには何日もの間，不機嫌から抜け出せないと感じることもありました。いったん不機嫌になると，自分にはそれを変えられないと思うことが多く，あまりに長く皆から距離を置いたので，こんな自分と友人でいたいと思う人なんてもうたまりませんでした。「どうして私はそうできないの？」

　彼女がこの問題のことをある友人にちょっと話すと，その友人は，「私，DBTのクラスを取っているの」と教えてくれました。友人がルルに見せてくれたパンフレットには，感情の調節に役立ちそうなスキルがいくつも載っていました。友人は，「これのおかげで少しずつ落ち着けるようになったし，否定的な感情に対する弱さも薄らいできたのよ」と言いました。これを聞いたルルは，私も同じようにできるかもしれないと，希望が湧いてきました。

スキル不足：私たちの多くは感情の調節方法を教わっていません。ケアの提供者から効果的なモデルを提示してもらっていないのです。このことは，あなたに当てはまりますか？　どう当てはまりますか？

不機嫌：よくあることですが，そのときの気分が実行を迫ってくることにはなかなか抵抗できず，叡智マインドの説得を聞き届けるのは難しく感じるものです。あなたの場合，不機嫌は意思決定にどう影響しますか？

感情的な行動の強化：場合によっては，感情的な行動が環境のせいで強化されることがあります。たとえば，手のつけられない気分になったときだけ周囲に注目してもらえるといったケースは，そのひとつと言えるでしょう。あなたの環境はあなたの感情的な行動にどう影響していますか？

感情にまつわる神話：感情にまつわる神話も妨げになりえます。たとえば，いろいろな感情を抱くと，悪い人間や弱い人間になると信じていると，気持ちをオープンにしないようになります。感情に関して，根拠もなく何か信じていることがあなたにはあると思いますか？

感情にまつわる神話

感情にまつわる神話は，感情を効果的に調節しようとするとき，しばしば邪魔をすることがあります。これらの神話に挑むことで，目標到達に役立つスキルや行動の選択が促されるようになります。以下は，多くの人に見られる感情関連の神話の一部であり，各神話への挑戦例を添えてあります。右端の欄には，あなた自身がこれらの神話にどう挑戦するかを書きましょう。

感情にまつわる神話	神話への挑戦例	神話への私自身の挑戦
自分の感情を変えようとするなんて，間違っている。でなければ，まやかしだ。	私が，自分の感情を調整しようとしているときであっても，その感情を尊重し，その感情に注意を払うことはできる。	私は，自分の気分を慎重に変えたことが何度かあるが，まやかしとは感じられなかった。
私の感情は常に信頼されなくてはならない。その感情は，本来の私だからだ。	私は，自分の感情と叡智マインドとのバランスを取りながら，その感情に注意を払うことができる。叡智マインドこそが，実は本来の私である。	
つらい感情は無視し，とにかく肯定的であることが重要だ。	否定的な感情を無視すると，余計に苦痛が生じる可能性がある。感情を無視したり抑えつけたりしても，長期的に見れば，気分の改善には役立っていない。	
私がどう感じているかを他者が理解しないとしたら，その場合は，私の感情が間違っているに違いない。	私は，どのような気持ちになることも許されている。他者は他者で，どのような気持ちになることも許されている。	
もし私が感情的だとするなら，私は手に負えないということだ。	私はいろいろな気持ちを抱くことができるし，その上で，自分の目標や価値観と一致する選択をすることもできる。	

第5章　厄介な感情を理解して調節する　*117*

気持ちを表す語彙

　気持ちを見きわめられるようになるには，まず，感情関連の語彙を増やすことです。以下の一覧表には，あなたが今抱いている感情を説明したり描写したりするときに選択できる言葉がたくさんあります。リストをよく調べ，覚えのあるものを丸で囲みましょう。その後，リストを一日手元に置き，その日の間に自分に生じた感情にチェックマークを入れます（一日の終わりに振り返ってもいいでしょう）。必ずしも一覧にある言葉である必要はありません。ですから，以下にない気持ちを感じた場合は，それを追加してください。

愉快だ	がっかりしている	イライラしている	安心だ
腹が立つ	決まりが悪い	嫉妬している	自分勝手だ
不安だ	わくわくしている	喜んでいる	平静だ
関心がない	馬鹿げている	寂しい	感謝している
認められている	不満が募っている	愛おしく思っている	思いやりがある
恥ずかしい	猛烈に腹が立つ	栄養になる	すぐ信用する
うんざり	気がとがめる	心が落ち着いて安らいでいる	軟弱だ
楽しい	もうだめだ	いたずらっぽい	自分には価値がある
自信がある	希望がもてる	力に満ちている	＿＿＿＿＿＿＿＿
混乱している	敵意を感じる	誇りをもっている	＿＿＿＿＿＿＿＿
ほどほどに満足している	つらい	恨んで怒っている	＿＿＿＿＿＿＿＿
新しいアイデアが浮かんでくる	重要だ	拒絶された	＿＿＿＿＿＿＿＿
批判的になっている	不十分だ	くつろいでいる	＿＿＿＿＿＿＿＿
大胆になっている	落ち着かない	尊重されている	＿＿＿＿＿＿＿＿
嬉しくてたまらない	取るに足らないことだ	悲しい	＿＿＿＿＿＿＿＿
落ち込んでいる	聡明だ	心から満足している	＿＿＿＿＿＿＿＿

私たちは感情をどう体験するのか？

感情にまつわる基本的な体験は，以下のとおり，5つあります。

1. **きっかけの出来事**：これは，感情にまつわる体験の最初のきっかけとなる出来事です。なんらかの感情が湧き上がる直前の出来事であり，これを「トリガー」と呼ぶ人もいます。外的なもの（あなたの外側で起きること）のこともあれば，内的なもの（あなた自身の考えや行動）のこともあります。
2. **考え**：なんらかの感情を体験しているときに考えていること。「私って，最悪」，「こんなこと，耐えられない」，「これ，すごいぞ！」など。
3. **気持ち**：自分の感情につける名前もしくはラベル（悲しみ，喜び，怒りなど）。
4. **身体感覚**：身体の反応の仕方（緊張，胸騒ぎ，歯ぎしりなど）。
5. **行動への衝動**：感情が駆り立てる強い欲求（相手の顔面にパンチをくらわせたい，逃げ出したい，相手をギュッと抱きしめたい，相手のカップケーキを踏んづけたいなどの衝動）。

以下の表を使い，自分が日常生活でどのようにさまざまな感情を体験しているかについて記録し，それらに関する気づきを深めていきましょう。この表は，強烈な感情を味わったあとに記入してもいいでしょうし，一日の終わりに少し時間を取り，その日に抱いたもっとも強烈な感情について振り返ってもいいでしょう。これは，すればするほど楽にできるようになりますから，表ひとつに限定しないで空欄を増やし，別の日誌と共に記入することもできます。

感情	
きっかけの出来事	
考え	
気持ち	
身体感覚	
行動への衝動	

第 5 章　厄介な感情を理解して調節する　　*119*

事実をチェックする

　私たちはなんらかの状態や誰かの行動に対して，思わず即座に反応することがよくあります。そのとき生じるのが，感情的な反応です。感情的な反応に再び焦点を絞るために，以下の質問を自分自身に投げかけ，そのときの状況がその反応を正当だと認めるかどうかをチェックしましょう。回答している間に，自分の反応やその強度が変化していることに気づくかもしれません。

　最近の感情的な反応で，結果がよくなかったものに関して，以下のプロンプト（文書作成課題）に答えてみてください。

私が変えたいと思っている感情はなんだろう？

このエクササイズをする前のサッズ　---

この感情を発生させた状況について，事実のみを使って説明してください。判断はいっさい入れてはいけません。

その状況について，どのような想定や解釈をしていますか？　まったく偏見のない誰かがその解釈を聞いたとしたら，賛同するでしょうか？

自分の人生や自分の生き方，自分の生活に対して，なんらかの脅威があると想定していますか？　その脅威とは，どのようなものですか？　実際にそれが起きる可能性はどのくらいですか？　ほかにどんなことが起きそうですか？

これは壊滅的なことですか？　もしそうなら（このことについてじっくり考えると，たいていはそうではありませんが），その壊滅的なことが起きて，自分がそれにうまく対処しているところを想像しましょう。誰になら，助けを求めに行けますか？

このエクササイズは役立ちましたか？　今のサッズは？

第 5 章 厄介な感情を理解して調節する　　*121*

行動への衝動と正反対の行動

　感情を体験しているとき，その感情と結びついた行動への衝動が同時に起きます。これは生物学的に配線されているものです。そこに倫理観はまったくありません。人間らしい反応に過ぎません。以下はその例です。

- 怒っているとき，ののしりたい衝動や身体を攻撃したい衝動にかられる。
- 悲しいとき，引きこもって独りになりたい衝動に駆られる。
- 怖いとき，脅してくる相手から逃げたい衝動に駆られる。
- 恥ずかしいとき，どこかに身を隠したい衝動に駆られる。

　問題は，こうした衝動に従って行動すると，日常生活では効果的でないことがよくあるという点です。相手にくってかかる？　逃げ出す？　目標を達成するには，必ずしもよい戦略ではありません。もうお気づきかもしれません——研究による後ろ盾もあります——が，こうした行動への衝動に屈すると，つらい感情をさらに強めることになります。その結果，結局はしばしば，もっと気分が悪くなります。

　感情による行動への衝動の<u>正反対</u>の行動を取ると，強烈な感情の強度を下げるのに役立つ可能性があります。簡単にはできないことですが，これは，自分の否定的な感情のルート変更にも役立ちえます。たとえば，悲しくなったときには助言をもらう，腹が立つ相手はそっと避ける，あるいは，その相手にほんの少しだけ気持ちよく応じさえするといった行動を取るということです。怖い状況にこちらから近づいていく，恥ずかしく思ったときに自分の誤りを認めるということもあるでしょう。

　強烈な感情状態から来る行動への衝動に駆られた次の機会に，次のページのワークシートに記入し，行動への衝動の正反対の行動で応じる練習を少々してみましょう。この方法がどう働くかについては，挙げた例をよく検討してください。記入し終えたら，別の機会にも同じ表を作成し，今後の練習を記録しつづけることもできます。

	例	記入欄
感情	怖れ	
状況	昇給を上司に要求したいとずっと思っているが，その価値はないと言われるのが怖い。	
この感情と結びついている衝動	昇給の要求は避けたい。が，実際，自分もけんめいに働いてきているし，昇給してもらえるだけの価値が自分には本当にあると感じている。	
衝動と正反対の行動	このまま進めて要求するつもりだ。もし「ノー」と言われた場合，自分の感情をなんとかするスキルはある。上司との話し合いのスケジュールを組もう。	
正反対の行動を取ったあとどう感じているか	あまり怖いとは感じていない。上司がノーと言った場合に取る行動について計画を立ててあったし，この状況をなんとかできる自信もある。	

どう行動することが正反対の行動になるのか？

　ときには，どう行動することが，自分が今抱いている感情にとって正反対の行動になるのか，よくわからないことがあるかもしれません。以下に，いくつか提案を挙げました。記入欄には，あなた自身の考えを書き加えるなり，自分にもっともよく合っていると思う提案をさらに発展させるなりしてください。

怖れ：まず，事実をチェックして，状況が実質的に安全であることをはっきりさせます。安全な場合は，自分が怖れていることを実行しましょう。怖くなくなるまで，何度も何度も繰り返してください（状況が実際に安全でない場合は，次のエクササイズ「問題を解決する」を見てください）。

怒り：タイムアウトを取りましょう。腹を立てている相手をそっと避けます。腹を立てている相手に優しくしましょう。

羨望：感謝リストを作りましょう。自分にはないのに相手にはあるもの——これを破壊したいという衝動に抵抗してください。

嫉妬：こそこそ詮索するのをやめましょう。失いたくないと思っている相手をコントロールするのを止めるのです。

愛：そうです，ときには，愛とは正反対の行動を取ることが必要な場合もあります。ひょっとしたらあなたは今，誰かを愛しているのに，その相手は自分の思うようにならないとか，その相手が自分をいい加減にあしらう，自分を愛してくれないなど

といった状況にあるかもしれません。そのいずれであれ，あなたはその相手を避けることができます。さまざまな考えや記憶が浮かんできたら，気を紛らしましょう。その相手がなぜ自分の愛すべき人でないのかを，自分によく言い聞かせてください。

悲しみ：先に進みましょう。悲しすぎてその気になれなくても，いろいろなことをしてください。自分のことを考えて気分がよくなるようなことをするのです。

問題を解決する

　ときには，感情の引き金になっている問題を解決して初めて，感情を変えられることもあります。たとえば，あなたは怖くてたまらないとしましょう。アパートの玄関の鍵が壊れていて，さほど安全でない界隈に住んでいるからです。あなたが怖れているのは，鍵が直るまでは外出できないということだけではありません。家主は修理が遅いことで悪名高いのです。さあ，こんなときこそ問題解決の出番です。以下はその段取りです。

1. **状況を説明する**：玄関の鍵が壊れている。在宅時に誰かがアパートに入ってきて，危害を加えられるのではないかと不安だ。家主は数日中に直すと言っている。

2. **事実をチェックする**：この状況では，不安になって当然だ。誰かがいつでも家に入ってこられると思うと，ぞっとする。

3. **目標をはっきりさせる**：このケースの目標は，安心して在宅できることと，必ずしも自分が錠前屋に修理代を払わないでも済むようにすること。

4. **解決方法についてブレインストームを行なう**：錠前屋の手配は自分がするので，家主は手を煩わせることはないと家主に申し出て，立て替えた修理費用は，その分を差し引いて次の家賃を払うという形で返済してほしいと家主に依頼する。大型犬を飼って，身を守る。鍵が直るまで，別の場所に留まる。友人に一緒にいてほしいと頼む。

5. **解決方法を選択する**：すぐにでも鍵を直してほしいと思っているので，家主と連絡を取ることにする。

6. **その解決方法を試す**：錠前屋の手配は自分がして，立て替えた修理費用はそれを差し引いて次の家賃を払うという形で返済するという意見に，家主は快く同意する。

7. **結果を評価する**：うまくいったようだ。家主がこちらの提案に賛同しない場合は，ステップ5に戻って別の解決方法を選択し，ステップ6,7と進んでいく。うまくいくものが見つかるまで，いろいろな解決方法を試しつづける。

第5章　厄介な感情を理解して調節する　*127*

楽しい活動のリスト

　楽しみながら目標に向かって頑張りつづけ，心身のケアもしっかりしているとき，否定的な感情をもたらす出来事に動揺する可能性は低くなることに，あなたは気づいていますか？

　肯定的な活動は感情の健康にとって重要であり，否定的な感情に抗^{あらが}うレジリエンスを培うのに役立ちます。ただ，注意していただきたいことがひとつあります。選択した活動にマインドフルに参加することが大切だという点です。何も考えずにネットフリックスを見て過ごすのでは，十分ではありません。つまり，好きなテレビ番組を観ることは，その番組が興味をそそるものであり，あなたがそれを十分かつ完全に味わうことを意識しているのであればオーケーということです。

　肯定的な活動の規模は，大小を問いません。これを練習するには次の一週間——特に，さまざまな要求のせいで消耗していたり，いろいろな感情に打ちのめされていたりするとき——少なくとも毎日１回はその活動を実践するようにしましょう。そして，結果を評価し，肯定的な活動を毎週いくつ進めていきたいかを決めてください。以下は，実践のスタートに役立つアイデアのリストです。あなた自身のものも追加しましょう。

ケーキを焼く	ペットを可愛がる	新しい趣味を試す
友人に電話する	休暇の計画を立てる	映画を観る
踊る	楽器を演奏する	スポーツ観戦をする
パズルをする	読書する	その他＿＿＿＿＿＿＿
ハイキングに行く	貯金する	その他＿＿＿＿＿＿＿
外食する	曲に合わせて歌う	その他＿＿＿＿＿＿＿
中古品を買いに行く	お茶を飲む	その他＿＿＿＿＿＿＿
音楽を聴く	散歩する	
することリストを作る	楽しみにしているイベントについて考える	
家の一画を整理する		

自分の価値観に従って暮らす

　日々行なうちょっとした楽しい活動は，気分を改善することはできても，自分が望んでいる人生の構築には役立たないかもしれません。肯定的な感情を長期的に少しずつ増やしていくために重要なことは，自分の価値観を見きわめ，生きるに値する人生に向けてさまざまな目標を創り出せるようになることです。このエクササイズで，自分の価値観を見きわめましょう。

　深呼吸を数回して，叡智マインドにアクセスしてください。以下のリストを注意深く見ていき，自分にとって重要なものを丸で囲みましょう。それらは，あなたが価値を見出し心から大切にしているものでなくてはなりません。単によさそうだとか，最愛の人や級友，文化にとって重要だというような理由で選ばないでください。**あなた**が価値を見出しているものを丸で囲むのです。リストにないものがあれば，その他の欄に書き加えて，丸で囲みましょう。

受容	好奇心	マインドフルネス
冒険	公正さ	粘り強さ
野望	柔軟性	敬意
アサーティブネス	許し	責任
真正性	友好性	支援
所属	面白さ	信頼
_{コンパッション}思いやり	感謝	その他＿＿＿＿＿＿
競争	幸福	その他＿＿＿＿＿＿
つながり	正直	その他＿＿＿＿＿＿
協力	独立	その他＿＿＿＿＿＿
勇気	優しさ	
創造性	愛	

第 5 章 厄介な感情を理解して調節する　　*129*

丸で囲んだもののうち，あなたにとってもっとも重要な 3 つはどれですか？

では，それをひとつに絞りましょう。以下のスペースを使って，なぜそれがあなたにとって特別な意味があるのか，じっくり考えてください。

----

130   第Ⅱ部　弁証法的行動療法の戦略で境界性パーソナリティ症に取り組み，回復しはじめる

価値から目標へ

　自分がもっとも重要視する価値を特定できたので，次のステップでは，人生をさらにその価値に沿ったものとするために取りうる具体的な行動を決めます。このエクササイズでは，まず目標を立て，どういう行動を取れば，その目標を達成してこの価値に従って暮らしていけるかを明らかにします。例を検討したら，次はあなたの番です。

	例	私が重要視する価値
価値	つながり	
目ざしうる３つの目標	新しい友人を作る　大切な人たちとの時間を増やす　もっと子どもと共にいる	
選択したひとつの目標	新しい友人を作る	
目標に近づくための３行動	同僚をお茶かランチに誘う　興味がもてそうなオフ会をウェブで調べる　知らない人たちと出会うためにボランティア活動を考える	
行動をひとつ選んで実行する	同僚をお茶に誘う	

熟練の域に達する

　何事かに堪能で熟練していると感じると，気分がよくなります。「自分のものにした」と感じられる活動をしていると，自信がもてますし，自分は有能だと思えます。これが，「熟練の域に達する」スキルの中で私たちが求めているものです。このスキルは，毎日少なくともひとつのことを——規模の大小は問わず——実行しようと決め，自分がそのことに熟練して生産性を上げていると感じられるようになるためのものです。あなたが思い切って立ち向かおうとしていることで成功するための——失敗しない——計画を立てましょう。きつくても不可能ではないことを選んでください。たとえば，それまでエクササイズとしてランニングをしたことがなかった場合，最初の日から5キロも走ろうとしないでください。時間をかけて徐々に難易度を上げていくのです。小さな進歩でも，進歩は進歩です。挑戦している感じがない場合は，難易度を少し上げましょう。

　このエクササイズでは，あなたが熟練の域に達したいと思っている活動に挑戦してください。以下の表を使い，左欄に挑戦する内容を記入し，右欄には，熟練の域に近づいていくために実行する日々の小さな課題を記入します。例を挙げますので，参考にしてください。

挑戦すること	日々の課題
パンを焼けるようになる	パン作りに関する記事を調べる，レシピを調べる，材料を買う，パン型やその他の道具を買う（もしくは借りる）

前もって厄介な状況に対処する

　ストレスが生じる状況に先立ち，ふたつの反応のうちのひとつがしばしば発生します。ひとつは，その状況について考えるのを完全に避けるということ，もうひとつは，特定のその状況になった場合に起こりうるあらゆる怖ろしいことを何度も反すうするということです。

　「前もって対処する」スキルでは，先にリハーサルを行ない，感情的な状況にうまく対処する準備をします。以下は，段階を踏んで進める「前もって対処する」方法です。

1. 不快な感情のきっかけになりそうな状況について言葉で描写します。事実をチェックしましょう。状況の描写は具体的にしてください。自分がもっているスキルを使うときに邪魔になりそうな感情と行動を指定します。

2. その状況でどのスキルを使いたいかを決めます。スキルは具体的に挙げてください。その状況にどう対処し，自分の感情と行動への衝動にどう対処するかを，詳細に書き出しましょう。

3. できるだけ鮮明にその状況を想像します。そして，自分自身がその状況の中にいて，うまく対処しているところを想像します。今，どのスキルを使っていますか？

4. 「前もって対処する」スキルを使っている最中に浮かんできた感情を調節しようとするとき，自分を落ち着かせるためのどのテクニックが使えますか？　もしくは，どの関連テクニックが使えますか？

心をケアするために身体をケアする

　身体のケアは心のケアに役立ちます。感情調節の点で，これは朗報です。PLEASE スキルの助けを借りれば，身体のケアをしなくてはと，思い出せるようになります。以下は，PLEASE という頭字語が表す内容です。

<u>Physical illness：身体的疾患</u>　必要に応じて医師の診察を受け，処方された薬を服用しましょう。

<u>Eating：摂食</u>　毎日決まった時刻に食事を摂り，必要に応じて過不足なく食べましょう。

<u>Avoid mood-altering drugs：気分を変えるための薬物を避ける</u>　アルコールを遠ざけ（もしくは，適量に留め），処方されていない薬物は摂取してはいけません。取り込むカフェインの量と，それが自分に与える影響について，常に注意しましょう。

<u>Sleep：睡眠</u>　十分な睡眠を取り，一貫した睡眠スケジュールを崩さないようにしましょう。

<u>Exercise：エクササイズ</u>　なんらかの形で，毎日，身体運動をしましょう。

　PLEASE の各カテゴリーを検討し，身体的ウェルビーイング改善のために変えられることがあるかどうかに気づくことは，感情的脆弱性の低減に役立つ可能性があります。身体のケアを心のケアに役立てるために，なんらかの目標を設定し，これからひと月の間に，どのような変化であれ，生み出していきましょう。

ロープから手を放す

私たちはときに，感情と闘うことがあります。それは終わりのない綱引きのような感じで，行きつ戻りつして，その感情を追い払おうとします。満身の力を込めてロープの端を引っ張り，深くて怖い穴の中に引きずり込まれるのを避けようとします。でも，それに代わる一手があります。感情との綱引きをやめるのです。ロープから手を放すのです。「ロープから手を放す」というのは，無用な闘いをやめることと，感情を受け入れること双方を意味しています。

言い換えると，ロープから手を放し，その感情が発生するままにしておき，この感情には終わりがないと自分に言い聞かせることもしなければ，この感情が湧いたときの他の体験を思い起こすこともしない，ということです。根底にあるのは，今このとき，この特別な感情を自覚するという考え方です。感情は破局を招くようなものではないことや，感情によるコントロールは減らせること，つらい感情も人間の条件の一部として受け入れられることを，経験を通して知れば，私たちは救われます。

このエクササイズを試してみるために，闘うのをやめたいと思っている感情を思い起こしてください。その感情の強さをサッズのスケールで評価し，ここに記録してください。

では，以下のステップを踏んでやってみましょう。

1. 一歩下がって，その感情に注目します。

2. その感情に関する判断を手放します。

3. 自分の身体感覚に注目します。

4. 望んでいないその感情を進んで受け入れる練習をします。

5. その感情が列車に乗って，今まさに通りすぎていくところだと想像します。

6. 行動への衝動があれば，それに注目しますが，その衝動に従った行動は取りません。

7. この感情を抱いていなかったときのことを思い出そうとしてください。

8. この感情を完全に受け入れる練習をします。

　以上のステップを踏んだあと，再び感情の強さを評価し，ここに記録してください。
　このエクササイズをやってみて，あなたは何に気づきましたか？　このエクササイズの最中に，動揺が高まっていることに気づいたら，危機を乗り切るスキルに戻り，これは別の機会にまた試しましょう。

感情調節の日誌カード

　感情調節スキルを日常的に使うことは，否定的な感情の基準レベルを下げるのに役立つだけでなく，否定的な感情の抱き方や変え方を向上させるのにも役立ちます。感情調節スキルはおおむね変化指向であり，こうしたスキルは，生きるに値する人生を目ざして進むのにきわめて重要です。次の一週間，毎日ひとつ，もしくは複数の感情調節スキルを実践していくための目標を設定しましょう。以下のスケールを使い，各スキルが自分の感情調節にどう役立ったかを評価し，そのスキルを試した日の欄に，数字を記入してください（スケール：1＝まったく役に立たなかった。2＝少し役立った。3＝おおいに役立った）。

　各スキルについて，熟練の域に達するまで試しつづけることが重要であることを忘れないでください。スキルによっては，いつまで経っても簡単にはできないものがあるかもしれませんが，それでも，そうしたスキルもあなたの人生に大きな違いを生み出す可能性があります。

	月	火	水	木	金	土	日
私たちは感情をどう体験するのか？ （118 ページ）							
事実をチェックする（119 ページ）							
行動への衝動と正反対の行動（121 ページ）							
問題を解決する（125 ページ）							
価値から目標へ（130 ページ）							
熟練の域に達する（131 ページ）							
前もって厄介な状況に対処する（132 ページ）							
心をケアするために身体をケアする （133 ページ）							
ロープから手を放す（134 ページ）							

第 5 章 厄介な感情を理解して調節する **137**

重要ポイント

　本章では，感情の調節について学びました。否定的な感情に対する脆弱性をどうしたら低減させられるのかについて，洞察を得られたはずです。事実のチェックや正反対の行動が感情をどう変えうるかを理解し，感情を体験するときにマインドフルネスを活用することで，その感情が抗えないものになるのを防ぎうることも学びました。さらに前進しようとする今，以下を心に留めておくと役立つかもしれません。

- どうかPLEASE スキルを活用してください。具合が悪いとき，食が喉を通らないとき，よく眠れないとき，処方されていない薬物を服用するとき，私たちはあらゆる種類の否定的な感情を，特に抱え込みやすくなっています。

- 状況が示す事実にそぐわないような感情や，あまりに強烈な感情，あまりに長く続く感情を体験しているときには，正反対の行動を取ることが役立つこともあります。

- 楽しいイベントにマインドフルに参加することの重要性を軽視しないでください。誰しも，自分の生活が幸せなものになる肯定的なイベントを必要としています。

- 自分の価値観を活かして目標を設定し，生きるに値する人生を生み出すために，その目標に向かって頑張りましょう。

私は，自分の人間関係と
自尊心の保持に役立つような形で，
自分に必要なもの，
自分に足りないものを
相手に伝えることができる。

第6章

対人関係の有効性を高めるスキルを活用して
自他を尊重する

　本章が焦点を絞っているのは，弁証法的行動療法（DBT）の最後の構成単位である対人関係の有効性です。この有効性を高めて，人生における人間関係の構築と保持を進めます。まず，対人関係の有効性の妨げになるものにざっと目を通します。その後，コミュニケーションにおける重点バランスの取り方について学びます。たとえば，人と交わりながら自分の欲するものを手に入れるには，DEAR MAN スキルが役立つことがわかるようになります。また，「承認」と GIVE スキルを使った人間関係の改善方法を知り，FAST スキルを使った自尊心の保持方法も学びます。さらに，人間関係におけるマインドフルネス，友人作りとその関係保持，破壊的な人間関係の幕引きにも，焦点を絞っていきます。あなたはきっと，これらのスキルが自分の人生にもたらしうる変化を思って，わくわくしていることでしょう。さあ，始めましょう！

対人関係の有効性とは？

　対人関係の有効性と言うとき，それが目ざすのは，自分の望むことを求めることができ，「ノー」と言うことができ，そうしながらも関係性と自尊心を保持しつづけられるようになることです。以下のスキルは，自分の望みをはっきりさせ，自分の意見を他者に真剣に取り上げてもらうのに役立つだけでなく，人間関係を構築して強化するのにも役立ちます。また，対立や問題が生じたとき，憤怒を募らせて関係性を終わらせるのではなく，それらに対処するのに役立ちます。

　これらのスキルを学んだ人の中には，それらには価値がない，効果がないと言う者もいます。なぜでしょう？　一度か二度試して，望むものが得られなかったからです。これらのスキルによって，自動的に他者に自分の望むことをしてもらい，自分の望まないことをするのはやめてもらえるという保証はありません。このことを

ステファンのケース－人間関係の舵取りをする

　ステファンは，自分が人とうまくやっていける人間なのかどうか，ちょっとわからなくなっていました。彼の人間関係の始まりは，いつもすばらしいものに思えました。うまの合う人に出会うと，彼はすぐに強い親近感を抱きます。ただ，ときに，その人たちに嫌われるのではないかと怖れるあまり，相手の望むことをなんでもしてしまうのです。そして，結局，自分を見失っていると感じるようになり，自分の思うとおりにしたことなんて一度もないんじゃないかと，無性に腹が立ってくるのでした。

　そんなわけでステファンは，自分の本当の望みを相手が気にかけてくれないと感じて怒り出し，相手との関係を台無しにして終わらせることがよくありました。あるいは，嫌われる恐怖が強すぎて自分のニーズをわかってもらうことができないという理由で，急に連絡を取るのをやめて関係を終わらせることもありました。一方，相手方も，彼は「あまりにしつこい」とか感情「過多」のような気がするという理由で，関係を終わらせることがよくありました。また，ステファンは家族が自分のことを愛してくれていることはわかっていましたが，その家族に対してですら，批判されている，自分の感情をわかってくれないと思うと，怒ったり動揺したりしていました。

　ステファンはいろいろと調べはじめました。そして，人間関係を改善するためのスキルがDBTに含まれていることを発見しました。彼はそこで初めて，感情のマネジメント方法を学んで他者とのコミュニケーション能力を向上させることが可能だと知りました。オンラインで学んだスキルをいくつか試してみると，最初は少しぎこちなくて落ち着かない感じがしましたが，使いつづけるうちに，自分に対する他者の接し方に変化が出てきていることに気づきはじめました。

理解しておくことは大切です。人はときに，自分のしたいことをとにかくしたいと思うことがあります。当人の望むことが，ほかの誰かには適切でも可能でもないように見えることもあります。対人関係の有効性にはたくさんの障害がありますが，DBTのスキルを知っている人にとっても，知らない人にとっても，これは真実です。どうかこれらのスキルを学んで，頻繁に練習してください。自分の望むものを必ずしも手に入れられないこともありましょうが，人間関係におけるよい結果が増えれば，その恩恵を得られます。

　まず，あなたの今の人間関係における対人関係の有効性を妨げているものを探っていきましょう。以下の妨げについて読み，それらがあなたの生活にどう存在しているか，あるいは，それらをどううまく乗り越えてきたかについて，その体験を記録してください。

スキルを欠いている：交流の場でのスキルを欠いていると，他者とコミュニケーションを取るとき，何を話したらいいのか，どう振る舞ったらいいのかがわからないかもしれません。これは，自分を責める理由にはなりません。社交的な状況での対処法について，必ずしもロールモデルから学ぶチャンスがあるとは限りませんし，特定の社交的行動を練習する機会がないということもあるでしょう。

自分が何を望んでいるかがわからない：ひょっとしたら，何を話したらいいのか，何をしたらいいのか，どう振る舞ったらいいのかはわかっているかもしれません。ただ，自分がそのやり取りから何を望んでいるのかがわかっていない場合があります。自分の望むことや自分が到達しようとしていることがはっきりしていないと，コミュニケーションは混乱します。また，いつ自分のニーズが満たされるよう求めたらいいのか，他者の依頼にいつ「ノー」と言ったらいいのかが，わかっていないこともあるでしょう。

感情が邪魔をする：スキルはあるのに，感情が邪魔をするケースです。感情マインドがその状況を取り仕切っていると，行動は気分次第になることがあります。感情が優位になり，感じていることを実行します。どのような人や物事に阻まれようと，取返しのつかない失言をします。あるいは，はっきりものを言わなくてはならないときに口をつぐみます。

短期的目標のために長期的目標を犠牲にする：長期的に見て結果がどうなろうとも，

ある感情を避けたりストップさせたりしたいという強い衝動を感じることがあるかもしれません。たとえば,不安になるのがイヤなばっかりに,人との交流を避けます。短期間でも避けていれば,その不安は減ります。けれども,寂しくもなります。友人作りは,長期的に見て,寂しさを減らす唯一の方法でしょう。そのためには,たとえ短期的に不安が生じるとしても,友人になりそうな人と会って交流することが必要です。

他者に邪魔をされる:どれだけ効果的なやり方で自分の望むものを求めても,自分より力のある人にそれを頼む場合,それだけでは十分でないことがあります。残念ながら,それはそういうものなのです。こちらの主張がどれだけやむにやまれないものであったとしても,警官はやはり違反切符を切ることができます。上司は理由をいくらでも挙げて,昇給の要求を却下できます。ときには,どうにも自分の手には余ることがあるものです。

信念体系が妨げになる:コミュニケーションの妨げになる信念をもっていると,最善のスキルであっても役に立たないでしょう。自分の望むことを求めたり,頼まれたのに「ノー」と言ったりしたら,相手は腹を立てたり,こちらを批判したりするだろうと怖れている人もいます。また,言葉にしなくてもこちらの望むことをわかってもらわなくてはならないと信じている人もいて,これでは効果的なコミュニケーションが成り立つはずもありません。さらに,助けを求めることは弱さを示すことになると信じている人もいます。こうした信念があると,対人関係の有効性の向上を望むのは難しくなります。この障害を乗り越えるのに役立つのは,自分に関する事実をチェックすることです。

コミュニケーションに関する神話

コミュニケーションに関する神話は，人との交わりを有効に進めようとするとき，その妨げになりえます。これらの神話に異議を唱えることで，目標達成に役立つスキルや行動を選択できるようになります。以下は，よくあるコミュニケーションに関する神話と，それらに対する異議申し立ての例を表にしたものです。これらの神話に対するあなた自身の異議申し立てについて，よく検討した上で記録しましょう。

コミュニケーションに関する神話	その神話に対する異議申し立て	その神話に対する私の異議申し立て
私のことを気にかけてくれる人なら，私が何を必要としているかがわかるはずだ。	他者に気持ちを伝えることはきわめて重要だ。相手はこちらの心が読めない。	
他者は常に私のことを好ましく思い，私のことを認めなくてはならない。	人によっては，私のことを好きにはならないだろうし，私のすることをすべて認めることもないだろう。私にしたって，誰でも好きになるわけではないし，誰でも認めるわけでもない。	
「ノー」と言うのは，わがままで，卑しい。	誰にもニーズはある。私は私のニーズに気を配ることを許されている。	
自分の望むものを求めるのは，厚かましく，自己中心的だ。	自分の望むものを求めるのは，自分のニーズを満たすために重要なことだ。	
助けを求めるのは弱いということだ。	人間誰しも，ときには助けが必要だ。	
相手が私に対して公正でなかったり，敬意を示さなかったりするなら，私もその相手に対して公正であるべきではないし，敬意を示すべきでもない。	相手が私をどう扱おうとも，私は，敬意をもって公正に相手を遇するという自分の価値観に従って行動することができる。	

自分の優先事項を明らかにする

　自分のニーズを満たしたいと思っている交流に備えるとき，考慮すべき要素は3つあります。自分が望んでいるものを手に入れること，人間関係を保持すること，自尊心を保持することの3つです。私たちは普通，この3つをすべて達成することを望みますが，各要素の重要性は，そのときの状況次第です。たとえば，カスタマーサービスの代表者と話しているときには，自分が望むものの入手を優先するかもしれません。自分にとって大切な人とやり取りしているときには，3要素はすべて同じくらい重要なこともあるでしょう。

　それぞれの優先性に関して，何が自分にとって重要かを探っていきましょう。自分が満たしたいと思っているニーズを含む交流を選んでください。それは，最近あったシナリオかもしれませんし，近い将来にありそうな交流かもしれません。以下に挙げるさまざまな質問を利用して掘り下げていきましょう。

自分が望んでいるものを手に入れること：この点に関して，選択したその交流では何が重要ですか？　以下の3項目をランクづけし，もっとも重要なこと，次に重要なこと，もっとも重要でないことを選んでください。

　　　□自分のニーズを満たすこと
　　　□不一致を解決すること
　　　□話を聞いてもらい，自分が重視していることを真剣に受け止めてもらうこと

　自問事項：私はこの交流から何を望んでいるのだろう？　それを得るには，どうすることが最善の戦略になるだろう？

第 6 章　対人関係の有効性を高めるスキルを活用して自他を尊重する　*145*

揺るぎない人間関係を保持すること（もしくは，さらに改善もすること）：他者との関係性に関して，何を重視していますか？　当てはまるものにチェックを入れましょう。

　　□相手が今後も好意をもちつづけてくれるような形で行動すること
　　□自分の短期的なニーズと，人間関係の長期的な健全性とのバランスを取ること
　　□今の人間関係に心を配ること

　自問事項：この交流が終わったあと，私はこの人物に，自分のことをどう思ってもらいたいのだろう？　その目標を達成するためには，どうすることが最善の戦略になるだろう？

自尊心を保持すること：この交流にとって，自尊心はどのように重要ですか？　自尊心の保持に関して，以下の 3 項目のうち，自分にとって重要だと思う項目にチェックを入れましょう。

　　□自分の価値観と一致する形で行動すること
　　□有能で適格であること。実際にはそうでない場合でも，無力な素振りは見せないこと
　　□相手に公明正大に接するが，自分自身に対しても公明正大に接すること

146　第Ⅱ部　弁証法的行動療法の戦略で境界性パーソナリティ症に取り組み，回復しはじめる

　自問事項：この交流が終わったあと，私は自分自身についてどう感じたいのだろ
う？　自分についてそう感じるには，どのような戦略を使う必要があるだろう？

第6章 対人関係の有効性を高めるスキルを活用して自他を尊重する　*147*

DEAR MAN スキルを使って自分が望むものを求める

　DEAR MAN スキルとは，自分が望むものの取得率を高める会話構築方法のことです。ただ，憶えておいてください。スキルは，最大限上達しえたとしても，探し求めるものはやはり手に入らない可能性はあります。こう警告はしておきますが，DEAR MAN スキルがコミュニケーションを向上させる強力なツールであることに変わりはありません。DEAR の部分は，やり取りの中で自分の言いたい内容に関する台本だと考えるといいでしょう。そして，MAN の部分は，メッセージの伝え方だと捉えてください。まずは，スクリプトの説明と例です。

<u>D</u>escribe：その状況に関する事実を<u>説明する</u>。その説明に自分の判断を加えてはいけません。事実を提示することによって，あなたも相手も認識が一致し，具体的ないくつかの点で双方が合意することができるようになります。たとえば，上司のスティーヴはほとんど予告なく，残業を命じることがよくあるとしましょう。あなたとしては，少なくとも 24 時間前には通告してほしいと思っています。この場合，まず，状況を説明します。「スティーヴ，あなたは今週 3 回，終業時刻間近になって残業するよう，私に言いました」

<u>E</u>xpress：その状況に関する自分の気持ちを<u>はっきり示す</u>。相手がこちらの気持ちを察してくれることを期待してはいけません。あなたの考え方を理解してもらえるようにしましょう。簡潔に伝えてください。感情を高ぶらせて自分を見失ってはいけません。たとえば，「私はここでの仕事をとても気に入っていますが，終業時刻のほんの 1 時間前に残業を命じられては，生活の予定がなかなか組めません」などと伝えましょう。

<u>A</u>ssert：自分が望んでいることを求めて，<u>自己主張する</u>（状況によっては「ノー」と言うことになる可能性もあります）。曖昧に伝えたり，自分の望んでいることを相手に察してもらおうなどと期待したりしてはいけません。明確であることが鍵です。たとえば，「なんらかの件で私に残業してほしいときは，一日前に言っていただけると，本当にありがたく思います」など。

<u>R</u>einforce：こちらがしてほしいと思っていることをしてもらえると，どれだけそ

ちらの利益になるかという点を説明して，自分自身を**補強する**。 たとえば，「適切な事前通告を増やしていただけると，私たちの雇用関係はもっとよくなるはずです。直前になって通告されると，私がときどき少々疲れて怒りっぽくなっていることに，お気づきになっていたかもしれません。予定がわかっていると，私はもっとずっと明るいですし，よい結果もたくさん出します」など。

　ここからは，メッセージの伝え方です。

Mindful：**マインドフル**な状態を保ちます。これは，話題を変える，言葉の攻撃をするなどといった相手の試みに，気を逸らされないということです。覚悟を決めて，自分の要請を繰り返しましょう。たとえば，「私が快く思っていないという話を聞くのは，スティーヴにとってもきついことかもしれないし，彼は守りに入るかもしれない。心して，自分の目標にマインドフルでありつづけよう。そして，話題を広げた議論に引きずり込まれないようにしよう」といった心構えで臨みます。

Appear confident：たとえ自信がなくても，**自信がありそうなふりをする**。実際よりも自信があるように振る舞っていると，それに助けられて，より一層自信を感じられるようになりえます。姿勢や口調，アイコンタクトがメッセージの伝達に役立つことを確かめましょう。たとえば，「話をするときは，必ず背筋を伸ばし，穏やかであっても率直な口調で話し，たとえ緊張していてもアイコンタクトはしっかり取ろう」などと心しましょう。

Negotiate：進んで**交渉し**，解決方法をいくつか用意しておきます。さまざまなやり方で問題を解決しようと申し出るのです。たとえば，「もしスティーヴが抵抗するなら，週に一度遅出にするというような柔軟なやり方を提案してもいいかもしれない」など。

　これを実践するには，DEAR MAN スキルの戦略を勉強してから，ハードルの低いやり取りの中で，それを試し，それがどう効果を上げるか，まずは感触をつかんでください。さらに詳細な内容は，次のエクササイズで見ていきます。

第 6 章　対人関係の有効性を高めるスキルを活用して自他を尊重する　*149*

自分の DEAR MAN スキルを作る
（ディ ア・マ ン）

　重要な会話に入る前に，**DEAR** のスクリプトを書き出し，**MAN** についても，いくつかの覚書と頑張ろうという気持ちになるような言葉をざっと書いておきましょう。

<u>Describe　説明する</u>：事実のみを使って，相手に現在の状況を説明します。

<u>Express　はっきり示す</u>：その状況についてどう感じているかをはっきり示します。

<u>Assert　主張する</u>：自分が望むことや「ノー」と言いたいことについて，要請します。相手がこちらの望むことをわかってくれると思ってはいけません。自分の主張をどう言葉にしますか？

<u>Reinforce　補強する</u>：相手にとってそれがどういうことなのかを，当の相手に説明して補強します。あなたの望みを叶えてもらうと，相手にはどのような恩恵がありますか？

<u>Mindful　マインドフルな状態を保つ</u>：話題を変えようとしたり，言葉で攻撃してきたりする相手に，気を逸らされないようマインドフルな状態を保ちます。要請や「ノー」を，ひたすら繰り返しつづけましょう。あなたが満たそうとしている主なニーズはなんですか？

Appear confident　自信がありそうなふりをする：自信がないような気がしても，あるふりをします。相手がたとえ「ノー」と言っても，あなたには要請する権利があります。自信をもっているように見せるために，何ができますか？

Negotiate　交渉する：進んで交渉し，解決方法をいくつか用意して臨みます。考えてみてもいいと思う代案はどのようなものですか？

人間関係を改善する「承認」

　あなたがきわめて感情的になって語りかけた相手が，あなたの気持ちをよくわかってくれたときのことを憶えていますか？　そのとき，身体の緊張が緩みはじめ，激しい感情が次第に収まっていくことに気づきましたか？　それが「承認」のパワーです。とは言え，それはいったい何でしょう？　承認とは，相手の話に耳を傾け，受容的でオープンなマインドでそれを受け止め，相手の気持ちや経験がよくわかることを相手に伝えるということです。承認が成立するのは，あなたがそうしたときではなく，あなたがそうしたことを相手が受け止めたときです。以下はその方法です。

注意を向ける：相手がそうと気づくようなやり方で，相手にしっかり注意を向けます。アイコンタクトを取り，積極的に耳を傾け（うなずいたり，身を乗り出したり，適切な反応を示したりして），自分が批判していないことを顔の表情で伝えましょう。

反映させる：相手の言ったことを確実に理解するために，聞き取った内容を反映させて，相手に戻します。正確に繰り返す必要はありません。それを言い換えるだけで構いません。相手が感じていることの一部なりとも，自分自身が感じることを許可しましょう。

問いかける：今聞いていることの自分の解釈にあまり執着しすぎてはいけません。優しい気持ちで推測し，確認を求めましょう。もし推測が正しくなかったら，それは放っておきます。

相手の立場になって考える：相手の気持ちや行動，思考が，その人の人生の苦闘や最近の課題，現在の心的状態とどう一致するかを，理解しようと努めましょう。たとえ相手の行動や相手の現実に賛同はできなくても，相手の気持ちには共感できるはずです。

妥当だと認める：事実が正確であり，行動が誰にとっても理解できるものであれば，承認はより簡単になります。

根本的に誠実であることを伝える：根本的な誠実さを定義すると，相手を犠牲者とみなしたり，自分とは異なっていると考えたりせず，対等の立場で相手の体験を理解する能力となります。秘訣は，相手の体験を深いレベルで尊重し理解することです。相手を保護するつもりになったり見下した振る舞いをしたりするのではなく，相手に敬意をもつことです。

これを実践するには，上記の原則を勉強してから，友人か同僚との会話でそれらを使う機会を探しましょう。最初は，ひとつかふたつに集中し，準備が整ったら，さらにレパートリーに追加していくといいでしょう。

自分自身との関係を改善する自己承認

　他者を承認するのが重要であるのと同様に，自分自身を承認できるようになることもまた，重要です。自分が自分に向かって自らを承認しないような話し方をしていることに気づいたら，以下を思い出してください。

判断しない：自分自身に関する判断を手放します。それは特に，自分自身を裁くと，恥辱につながることが多いからです。恥辱は否定的な感情のレベルを高めるだけです。

事実をチェックする：自己承認をする前に事実のチェックを忘れないでください。不正確な事実を承認しても役立ちません。例を挙げましょう。あなたは，恋人が自分を裏切って浮気をしている夢を見ました。恋人が自分を裏切ったと信じる気持ちを承認し，あんな卑劣な間抜けヅラとは別れようという本能を肯定しても，効果があるとは言えません。それは，単なる夢だからです。けれども，そういう夢を見た結果として感じることもある不安や怒り，悲しみは，確実に承認することができます。

自分の気持ちを割り引いて考えない：感情的体験には承認される資格があります。さまざまな感情は，人生経験や現在の状況，自らの弱さという点で，意味を成しているからです。

優しくする：自らに話しかけるときは，自分が親しい友人であるかのように話すことを忘れないでください。友人には，自分に向けているような辛辣な言葉を使って話しかけないでしょう？　違いますか？

「非承認」に対処する

率直に言いましょう。「非承認」は最悪です。ただ，先の例に示したとおり，非承認はときに——自分が事実だと思っていることが本当ではないような場合——役に立つこともあります。しかしながら，非承認は助けにならない数多くの形で入ってくる可能性があります。たとえば，無視される，誤解される，誤って説明される，軽視される，平等に扱ってもらえない，などです。以下のプロンプト（文書作成課題）に回答し，非承認の痛みを和らげましょう。

誰かに承認してもらえなかったときのことを考えましょう。それはどのような状況でしたか？　その非承認に対してどんな感情が湧いてきましたか？

それらの感情について，妥当だと認める言葉を書きましょう。

その状況で自分自身を慰めるとしたら，何ができたでしょうか？　自分を落ち着かせて苦痛を耐え抜くためのスキル（93・94ページ）について，特に考えてください。

最後に，その状況で自分にかけてあげられたと思う慰めの言葉を書きましょう。

GIVE スキルを使って人間関係を改善し保持する

　GIVE スキルは，人間関係を保持するためのものです。このスキルに備えて自問していただきたいのは，「私は自分について，その相手にどう感じてほしいのだろう？」ということです。このスキルは，あなたが自分の DEAR MAN スキルを実践しながら相手をどう遇するか，もしくは，一般的に他者とどう交流するかというときに活用できます。人に対して感じよく接する利点は，自分の望むものをその相手から与えられる可能性が高まるという点です。さらに，より優しく，より一層思いやりをこめて他者を遇すると，一般的に，自分のことを思って，気分がよくなるという点もあります。

<u>(Be) Gentle：優しく接する</u>　自分はこの人間関係，この人，この人間のことを，本当は大切に思っているかもしれないということを思い出してください。感じよくしましょう。攻撃したり脅したりしてはいけません。判断は避けてください。あくまで事実のみに忠実でありつづけ，アプローチでは穏やかさを保ちましょう。

<u>(Act) Interested：関心を伝える（行動を取る）</u>　少し時間をかけて，相手の話を聴きます。その人はときに，自分の言い分をわかってもらったあとも話しつづけ，あなたはさらに耳を傾けていなくてはならないこともあるでしょう。あるいは，自分にとって重要でないことについて，相手が話すのを聞かなくてはならないこともあるでしょう。だからこそ，このスキルは，「関心を伝える（行動を取る）」であって，「関心をもつ」ではないのです。

<u>Validate：承認する</u>　本章（151・152 ページ）で既に学んだ承認のスキルを，しっかり憶えておきましょう。もうひとつ，機能的承認というものもあります。相手を真剣に捉えていることを行動で示すやり方です。もし誰かが泣いていたら，ティッシュペーパーを差し出し，もし誰かがそっとしておいてほしいと言ったら，しばらく独りにしておいてあげます。誰しも，言うだけなら言えます。機能的承認とは，口先だけでなく実行することです。

<u>Easy：おおらかな態度</u>　快活を心がけ，適切であれば，たぶん少しユーモアを交えてもいいかもしれません。状況が深刻で緊迫したものであっても，それを，より

心地よいものにするよう努めましょう。よくあることですが，まるでこの世の終わりででもあるかのように人が話すときでも，実は，そのつらいやり取りのあとも人生は続いていきます。ほんの少しそのことを認めるだけでも——たぶん，愛おしい人との間の愛称を使うとか，「話があるんだ」的な口調で話しかけないだけでも——きっと役立ちます。

第6章　対人関係の有効性を高めるスキルを活用して自他を尊重する　*157*

GIVE スキルを実行する

　GIVE スキルを活かしていたら役立っただろうと思う状況について考えてください。以下のプロンプト(文書作成課題)に答え，GIVE スキルを使いながらさらに探っていきましょう。

おおまかな状況説明

<u>(Be) Gentle：優しく接する</u>　どうすれば，この交流でもっと優しく振る舞えたと思いますか？

<u>(Act) Interested：関心を伝える（行動を取る）</u>　どうすれば，この交流でもっと関心を伝えられたと思いますか？

<u>Validation：承認する</u>　どうすれば，この交流でもっと承認しようとすることができたと思いますか？

----

158 第Ⅱ部 弁証法的行動療法の戦略で境界性パーソナリティ症に取り組み，回復しはじめる

<u>Easy：おおらかな態度</u>　どうすれば，この交流でもっとおおらかな態度で臨めた
と思いますか？

　会話は，どれだけ順調に進みましたか？　GIVE スキルを使えば，この状況の結
果をどう変えることになり，それがどのように自分の人間関係にさまざまな変化を
もたらすことになるかについて，じっくり考えましょう。

FAST スキルを使って自尊心を保持する

　誠実に行動したい，自尊心を保ちたいと考えて，なんらかの交流から確実に抜けなくてはならないときに活用できるのが，FAST スキルです。あなたは，自分自身についてどう感じたいと思っていますか？　この質問にこれから答えていただきます。「私は自分の価値観に対して，公明正大かつ正直に向き合っただろうか？　それとも，自分の望むものを手に入れるために，脅しや嘘を使っただろうか？」と自問してください。以下は，FAST スキルの内容です。

Fair：公明正大であろうとする　自分自身に対してのみならず，相手に対しても公明正大であることが重要です。他者につけ込む行動を取れば，自分自身に敬意をもつことは難しくなります。逆に，他者に屈して自分自身を守らなければ，自らを軽蔑しないではいられなくなるでしょう。公明正大であろうと努めれば，自尊心は保持しやすくなります。

(No) Apologies：謝らない　これはまったく謝らないということではありません。間違いを犯したら，謝るのは至極当然です。けれども，暮らしのため，生きていくため，必要を満たすため，場所を取るため，何かを頼むため，「ノー」と言うため──こういう理由で謝るのはよくありません。あなたには，何事かを頼む権利もあれば，「ノー」と言う権利もあります。また，常に謝ってばかりいるのは，他者にはかなりうっとうしく思われる可能性がありますし，人間関係に否定的な影響も与えかねません。怒っていないかどうかを訊きつづけるのも同様ですから，それも避けましょう。

Stick to your values：自分の価値観をしっかり守る　誰かにいつもよくしてもらいたいからと言って，自分の価値観や意見を放棄しないようにしましょう。自分のもつ信念で他者に判断されていると思っていたり，自分には自分の信念をもつ権利があるわけではないと感じたりしていると，自分自身の価値観をもちつづけるのは困難です。

Truthful：正直であろうとする　自分の人間関係において正直であろうとするパターンを形成するようにしましょう。困っていないときに困っているふりをしては

いけません。そして，他者に面倒を見てもらおうとするのではなく，自分の技量を上げて熟練を目ざしましょう。誇張したり言い訳をしたりしないようにすることです。

第 6 章　対人関係の有効性を高めるスキルを活用して自他を尊重する　　*161*

FAST スキルを実行する

では，FAST スキルを実行する練習をしましょう。もしこのスキルを活かしていたら役立っただろうと思う状況について考えてください。その状況をおおまかに説明してください。

次に，以下のプロンプト（文書作成課題）に答え，FAST スキルを使いながら，さらに探っていきましょう。

Fair：公明正大であろうとする　どうすればこのやり取りで，もっと公明正大でいられたと思いますか？

(No) Apologies：謝らない　どうすればこの状況で，あまり謝らずに済んだと思いますか？

Stick to your values：自分の価値観をしっかり守る　どうすればこの状況で，自分の価値観をしっかり守れたと思いますか？

---

162 第Ⅱ部 弁証法的行動療法の戦略で境界性パーソナリティ症に取り組み，回復しはじめる

Truthful：正直であろうとする　どうすればこの状況で，もっと正直でいられたと思いますか？

　少し時間をかけ，FAST スキルを使っていたら，この状況の結果をどう変えることになったと思うか，どのように自分の自尊心に変化が生まれていたと思うかについて，じっくり考えましょう。

関係性におけるマインドフルネス

　私たちはしばしば他者とのやり取りで，自分がどう考え感じているかに集中するあまり，相手に関して十分にマインドフルな状態になっていません。関係性におけるマインドフルネスの向上は，人間関係を改善し，長つづきさせます。マインドフルネスのスキルを適用すれば，関係性におけるマインドフルネスの向上に大きく役立ちえます。

　以下は自分で練習するときのコツです。

- 好奇心と関心をもって他者に注意を払う。自意識を手放し，自己に集中しないようにする。

- 次に何を言おうかと考えるのをやめ，相手が今言っていることに集中する。

- 何やら判断を下していることに気づいたら，それを手放す。

- 弁証的に考えることに集中する。「この人の言っていることは，何が間違っているのだろう？」と考えるのではなく，「この人から何を学べるだろうか」と自問する。

- 他者に対しては，「疑わしきは罰せず」の姿勢を取る。無意識のうちに，否定的な動機を仮定したり，相手が自分のことをどう思っているかを推測したりしない。

- 交流に飛び込む。さまざまな活動に参加し，いろいろな人と言葉を交す。

- 仕切り役になろうとしないで，流れに乗る。

- あ，それと，一度に複数の仕事を片づけようとしないこと。ほら，その携帯電話，下に置いて！

関係性におけるマインドフルネスを練習する

次回，関係性におけるマインドフルネスを練習するとき，練習後に以下のリストを見て，使用したスキルにチェックを入れましょう。

☐好奇心と関心をもって注意を払った
☐自意識を手放したり，自己に集中しないようにしたりした
☐次に何を言おうかと考えるのをやめ，相手がそのとき言っていたことに集中した
☐あれこれ判断を下していることに気づいて，それを手放した
☐弁証法的思考を活用した
☐「疑わしきは罰せず」を実行した
☐会話／活動に飛び込んだ
☐流れに乗り，状況をコントロールしようとはしなかった
☐一度に複数の仕事を片づけようとはしなかった

では，以下の質問に答えてください。

あなたは誰といっしょでしたか？

やり取りをしている間，どんな気分でしたか？

やり取りが終わったあと，どんな気分でしたか？

第 6 章　対人関係の有効性を高めるスキルを活用して自他を尊重する　*165*

マインドフルな状態でいることがこの相手とのやり取りにどのように影響したか，
その差異がわかりましたか？

対人関係の有効性に関する日誌カード

　対人関係の有効性を高めるスキルを定期的に使用することは，望むものを手に入れ，人間関係を改善し，自尊心を保持していくための重要な部分です。次の一週間，本章で紹介したスキルを，毎日ひとつ増やして試してみるという目標を設定しましょう。以下のスケールを使って各スキルの有効性を評価し，それを試した曜日欄に，その数字を記録してください。

　スケール：1＝まったく役立たなかった。2＝少し役立った。3＝おおいに役立った。

　憶えておいてください。種々のスキルが本当に効果を発揮するようになるのには，少々練習が必要かもしれません。ときには環境の影響力が強すぎることや，あなたの要望に従う能力が単に相手にないこと，相手が要望に従うのを渋ることもあるでしょう。いずれにせよ，対人関係の有効性を高めようとしつづければ，それに熟達していく感覚と自尊心は育まれていきます。

	月	火	水	木	金	土	日
自分の優先事項を明らかにする（144 ページ）							
DEAR MAN スキルを使って自分が望むものを求める（147 ページ）							
自分の DEAR MAN スキルを作る（149 ページ）							
人間関係を改善する「承認」（151 ページ）							
自分自身との関係を改善する自己承認（153ページ）							
「非承認」に対処する（154 ページ）							
GIVE スキルを実行する（157 ページ）							
FAST スキルを実行する（161 ページ）							
関係性におけるマインドフルネスを練習する（163 ページ）							

第6章　対人関係の有効性を高めるスキルを活用して自他を尊重する　　*167*

重要ポイント

　本章は数多くのコミュニケーションの方法を取り上げています。焦点は，自尊心を育み，人間関係を改善する形で人と交流する方法に絞られています。あなたは，自らの要望を受け入れてもらう可能性を高める方法を学びました。本章は，新しい友情を見つけ，破壊的な人間関係を終わらせるときの，安全で効果的な方法を妨げるものについても述べています。さらに前進しようとする今，以下を心に留めておくと役立つかもしれません。

- 重要なコミュニケーションに入る前に，自分の目標を明確にしましょう。「私は何を望んでいる？」，「私は自分のことを，相手にどう感じてもらいたいと思っている？」，「私は自分自身について，どう感じたいと思っている？」と，自問してください。

- DEAR MAN スキルを使って計画を立てるときは，言おうとしている内容と，それをどういう言い方で言いたいのかについて，入念に考えるのに役立つスクリプトを作成しましょう。

- 「承認」はコミュニケーション・マジックです。相手が自らの体験をあなたに理解してもらい受け入れてもらっていると納得すると，相手とあなたの関係性は深まり，信頼が生まれます。自分自身を承認することも忘れないでください。

- 関係性におけるマインドフルネスに集中することで，人間関係を改善し，その関係を長つづきさせられるようになります。

私は今，
目標に向かって努力しつづけ，
生きるに値する人生を
築いている。

第 7 章

進歩を維持する戦略

第3章から第6章までの4章で，弁証法的行動療法（DBT）の4つのモジュール——マインドフルネス，苦痛に対する耐性，感情の調節，対人関係の有効性——を学びました。この最終章では，進歩の経過や感情，行動を追跡するツールを取り上げています。これらの助けを借りれば，永続的な変化を生み出せるようになり，生きるに値する人生を目ざせるようになります。感情調整力は直線的に向上していくわけではありません。よいことも悪いことも経験しながら，厄介な状況と感情に取り組む新しい方法を学び実践しようと頑張っていくことになるでしょう。本章のツールを活用すれば，意欲をもちつづけ，目標に向かって進みつづけられるようになります。

「生きるに値する人生」という目標を見直す

第3章で，生きるに値する人生の目標を立てました(43ページ)。あなたの目標は，このワークブックをここまでやり遂げて得た洞察とスキルが備わって，さらに達成できそうだと感じられるものになっていることを願わずにいられません。

少し時間を取り，最初に立てた目標についてじっくり考え，以下の空欄を使ってその目標をさらに明確なものにしましょう。あるいは，もしその気になっているのなら，別のものに差し替えましょう。自分にとって意味のある重要な人生をどう定義づけるかについて，ここでよく検討してください。友人や恋愛関係，家族，教育，仕事，有意義な趣味について，さらには，生きるに値する人生を考慮するとき，どこでどのように生きていきたいと思うかについて，じっくり考えましょう。

目標の明確化に役立てるために，明日，目が醒めたら問題が縮小していて，人生がつつがなく進んでいる——完璧ではなくても，まずまず順調に進んでいる——と想

レナータのケース―生きるに値する人生を見つける

　レナータは境界性パーソナリティ症（BPD）だと診断されて，動揺しました。この診断名は聞いたことがあったし，それにまつわる汚名（スティグマ）がたくさんあることも知っていました。その一方で，自分が立ち向かっているものに名前があるとわかって安堵もしました。

　弁証法的行動療法（DBT）が効果的だとされている治療法であることは読んだことがありましたが，それまでセラピーを受けていて，あまりよい経験はしていませんでした。それでも，レナータは自分の症状をもっとうまくマネジメントする方法を学びたいと思っていたので，DBTについて読んで調べ，とことんやってみることにしました。

　彼女は少し圧倒される感じを受けましたが，精いっぱい頑張って種々のスキルをできるだけうまく使えるようになろうと決心しました。そこで，DBTで治療中の人や独力でDBTを取り入れようとしている人の集まるフェイスブックのグループに加わりました。レナータは，そのコミュニティが支援の気持ちに満ちあふれていて，メンバーたちから有用な提案がいろいろ出てくることに驚きました。彼女はメンバーたちが成しえた結果に触発され励まされると同時に，彼らの苦闘を知って，自分が承認された気がしました。

　レナータは毎日，時間を確保して日誌を書き，自分の問題行動をよりよく理解するために，定期的に行動連鎖を分析しました。やがて，少しずつ進歩が見えてきました。以前は到底乗り越えられないと思っていた状況も，少しはマネジメントできそうだと思えるようになってきたのです。彼女のパートナーは比較的冷静で，苛立ちも少なく，問題について彼女と話し合う覚悟もあり，厄介ごとは避けようとか，うやむやにしようとかすることはなかったようです。レナータは時間をかけ，人生が思っていたより価値も意味もあるものであることや，自分がBPDという診断をはるかに超える存在であることに気づくようになりました。

像してください。どうなれば，あなたの人生は生きるに値するものになりますか？
目標は，どのようなものになるでしょう？　できるだけ具体的に答えてください。

自分の目標を完全に実現させるためには，どのような変化が人生に起きる必要があ
ると思いますか？　たとえば，自分の最終的な目標が，今までより幸せだと感じる
ことだとしたら，勤務状況や人間関係がどう変わらなくてはならないかについて，
書くとよいでしょう。

次に，どのような定期的行動がそうした変化に役立ちうるかについて書きましょう。
たとえば，複数の DBT スキルを定期的に使用すると，強烈な感情の対処に役立つ，
など。

最後に，どのような行動を避ける必要がありますか？　これは，生きるに値する人
生の妨げとなる行動のことで，たとえば，強烈な感情に対処するための物質使用，
自傷行為などのほか，自分が望んでいる人生の創造を妨げる行動があれば，すべて
書いておきましょう。

日誌カードを使って経過を追う

　感情的に大きく反応する人たちの場合，目標に向かう動きは，関係者の誰にもまったく悪意がなくとも，簡単に行き詰まることがあります。状況はしばしば危機のように感じられるため，長期目標は途中で頓挫することがあり，生きるに値する人生につながるスキルを学ぶ時間や，そうした人生に向かって前進していく時間は，ほとんどなくなったり，まったくなくなったりします。記憶も同様に作用します。ときには，今日の気分がこれまでの気分と少しも変わっていないと感じられたり，昨日や一昨日がつつがなく過ぎたことを，なかなか思い出せなかったりします。

　そこで役立つのが，進歩の経過を追うことです。そうすることで，あなたは自分の動きを鈍らせているパターンを見きわめ，自分の行動に関する洞察を得，将来の状況に備えて計画を練ることができるようになります。また，時間が経つに連れて自分がどれだけ進歩してきたかもわかるようになり，これは，くじけそうになっている日には，特に役立ちえます。

　進歩の経過追跡は，厳密にはどのように行なうのでしょうか？　日誌カードを使うのです。第3章から第6章までの各章末にスキルカードがあり，あなたは既にこれらを使用しています。本章では，別の日誌カードをご紹介します。たとえば，これから増やそう／減らそうと思っている行動の経過を追うカードと，感情の経過を追うカードです。

　その意義は，日々マインドフルに日誌カードに記入する点にあります。日誌の記入を中心とした儀式を創ると，たいへん役立つ可能性があります。一日の終わりの就寝前に時間を取り，その日のことを振り返る人もいれば，朝時間を取って，前の日の出来事を振り返る人もいるでしょう。タイマーをセットしたり，日誌の記入を思い出させてくれるような場所にカードを置いておいたりすると，忘れないでいられるかもしれません。カードを使って順調に進みつづけることは，DBTのスキルを学んで自分のものにしようとしているとき，とりわけ有用です。スキルをうまく生活内に組み込めたと感じると，カードの使用を止める人もいれば，日々使いつづけて，目標に向かう軌道から外れないようにする人もいます。

　ここまでの章の日誌カードとこのあとの日誌カードを使い終えたら，ぜひとも，本書以外のものに体験を記録しつづけてください。ウェブで「弁証法的行動療法日誌カード（DBT Diary Card）」を検索すると，日誌カードがたくさん見つかります。一週間分の情報すべてを保存するために1〜2ページ使ってその体験情報をま

とめて整理しましょう。リソース（192・193 ページ）には，私が使っている指示
付きカードの URL を貼ってあります。また，携帯電話のアプリ・ストアで「DBT
Diary Card」を調べても，有用な日誌カード見つけられるはずです。

感情を記録する

　感情の経過を追っていくと，感情のみきわめがうまくなり，その週の出来事とそ
れらの感情との関連づけがうまくなります。否定的な感情を追跡するだけでなく，
肯定的な感情も追跡しましょう。そうすることで，不安や悲しみといった厄介な感
情のさなかにすら，喜びや幸せも存在しうることがわかるようになります。

　自分のさまざまな感情を日々マインドフルに振り返り記録することで，いつ，な
ぜ，どのように感情がかき立てられるのかをよりよく理解できるようになります。
これは，感情をどう調節するかを学ぶ上できわめて重要なことです。0 から 5 まで
のスケールを使い，毎日特定の感情について，その最高強度を書き留めましょう。
もし，以下のリストに挙げた感情以外にも，追跡して掘り下げたら役立つだろうと
思う感情があったら，用意してある空欄にそれらを追記してください。

		月	火	水	木	金	土	日
不安	0 ～ 5							
悲しみ	0 ～ 5							
恥辱	0 ～ 5							
思いやり	0 ～ 5							
喜び	0 ～ 5							
怒り	0 ～ 5							
	0 ～ 5							
	0 ～ 5							

役に立たない衝動と行動を突き止める

　第3章から第6章までの各章で行なってきたスキル活用の追跡に加え，ぜひ日誌カードを活用して，その週に体験した役立たない衝動と行動も，有用な行動共々，追跡しましょう。

　役立たない行動として一般的に取り上げられるものには，自殺念慮，自傷行為，感覚を麻痺させたり感情を避けたりするためのアルコールや物質の使用のほかにも，周囲から引きこもる，他者に対して怒りで応じるなどの無用な対応戦略があります。日誌カードを使うことで，役に立たない行動を取りたいという衝動を追跡できることに気づくはずです。それはつまり，実行には移さなくても，そうしたいという考えや衝動があなたにはあるということです。0～5までのスケールを使ってそれらを追跡しましょう。5はもっとも強い衝動です。実際に行動に移した場合は，「イエス」か「ノー」をカードに記入してください。

　次の表で，自殺念慮と自傷行為が減らすべき標的行動とみなされていることがわかります。もしあなたにこうした問題がないのであれば，それはすばらしいことです。これらが通常，DBTの日誌カードに記載されているのは，たとえこれらの行動でいつも対処しているわけではないとしても，衝動が起きたら，注意を払うことが大切だからです。最後に空欄を設けているのは，ほかに的を絞っている無用な行動がある場合，それらを記入するためです。

　例を挙げましょう。たとえば，あなたは今，パートナーに対する怒りまかせの反応を減らそうと頑張っているとしましょう。ある日，相手に当たり散らしたいというちょっとした衝動が湧いてきましたが，STOP スキルを使って，それをこらえることができました。この場合，衝動欄には「3」と記入し，その日の行動欄には「N」もしくは「ノー」と記録することになります。翌日，衝動が強まり，その日はパートナーに食ってかかってしまったとしましょう。カードの衝動欄には「5」，行動欄には「Y」もしくは「イエス」と記録します。

　もし今セラピーに通っているなら，セラピストに自分のカードをシェアすると役立ちます。もっとも注意を払わなくてはならない行動を，ふたりで決定できるからです。独りで取り組んでいる場合は——私としては，説明責任を担ってくれるアカウンタビリティ・パートナー，すなわち，スキルの向上を目ざして同様に取り組んでいるほかの誰かがいた方がよいと強く思いますが——カードを一週間単位で見直し，生きるに値する人生の目標を阻んでいる行動について，行動連鎖分析と解決方

法の分析（詳細は後出）を行なうことで，順調に進みつづけられるでしょう。

また，役立つ行動を追跡する表も用意しています。そうした行動には，たとえば，セルフケアのための活動を行なう，大切な人との時間を楽しむ，その日一日の計画を立てるなどがあるかもしれません。とくに役立つと思うことを5つ考え，それらを左欄に記入しましょう。一週間，各活動に取り組んだ曜日の欄にチェックを入れてください。

役立たない行動で 減らそうと思っているもの		月	火	水	木	金	土	日
自殺念慮もしくは自殺行動	衝動(0〜5)							
	行動(Y／N)							
自傷行為	衝動(0〜5)							
	行動(Y／N)							
その他＿＿＿＿	衝動(0〜5)							
	行動(Y／N)							
その他＿＿＿＿	衝動(0〜5)							
	行動(Y／N)							
その他＿＿＿＿	衝動(0〜5)							
	行動(Y／N)							

役立つ行動で 増やしたいと思っているもの	月	火	水	木	金	土	日

行動を分析する

　行動を変えるプロセスは簡単には進まないこともありますが，これは DBT の重要な焦点です。行動には，短期的によいものだと感じられても長期的には妨げになりうるものがあります。そうした行動を変えることが，特に重要なのです。行動を裏で推進しているものを理解すれば，その行動自体も少し理解しやすくなります。

　DBT では，行動連鎖分析というものを使い，問題行動が果たす機能と，その行動に寄与するすべての要因について，理解を進められるようにします。その行動につながったあらゆる事柄を分析することで——鎖のつながりさながらに各事柄がどうつながっているかを分析することで——理解に到達できるようにするのです。以下は，DBT の行動連鎖の構造です。

弱点：これらは，問題行動を取る傾向を高めるストレッサーです。ストレッサーの発生時期は問題ではなく，24 時間前から 48 時間前の間に発生したものであることも，現在も続いているものであることもあります。病気や不適切な食習慣，睡眠不足，物質使用，激しい感情，ストレスに満ちた出来事はいずれも，問題行動に陥りやすくなる要因になりえます。

きっかけとなった出来事：この出来事が発端となり，問題行動につながる出来事の連鎖が始まります。これは，ラクダの背骨を折る一本の麦わら，すなわち限界を超えるきっかけだと考えましょう。もしこの特定の出来事が起きなかったら，その問題行動はたぶん発生しなかっただろうということです。きっかけとなる出来事は，内的なもの（考え，記憶，フラッシュバック，気持ち）もあれば，外的なもの（周囲の状況，誰かのなんらかの発言）もあります。

つながり：鎖を形成する輪は，きっかけとなる出来事のあとに続く出来事で，それが問題行動につながっていきます。鎖の各輪に注意を払うことが重要です。それらは通常，次のカテゴリーに分類されます。行動（自分が行なうこと），身体の感覚（自分の身体に感じること），考え（期待や判断など），周囲の出来事（他者が行なうことなど），感情（他者の感情ではなく，自分の感情）の 5 カテゴリーです。

標的行動：これは，自分が変えたいと思っている行動です。

結果：これは，標的行動が原因となって起きる肯定的なことと否定的なことです。

　連鎖分析では，何が起きたのかを明らかにし，問題行動に寄与している要因について，多くの情報を入手します。これが終わったら，解決方法の分析に進みます。この分析を行なうことで，将来同様の状況が生じた場合のより効果的な対処法について，ブレーンストーミングを行なうことができます。

第Ⅱ部　弁証法的行動療法の戦略で境界性パーソナリティ症に取り組み，回復しはじめる

行動連鎖と解決方法を分析するワークシート

　さあ，今度はあなたの番です。最近の出来事で，最終的に問題行動を取ってしまったけれども，その行動を変えたいと思っているというケースを思い出しましょう。以下の表を，できる限り完全に埋めてください。忘れないでください。これは自分自身を責める機会ではありません。このワークを進める間，どうか自分自身に思いやりをもって接してください。まず，左欄の各段にある行動の連鎖に取り組みます。それが済んだら，右欄の解決方法の分析に移り，同様の状況で自分が使うかもしれない DBT のスキル，つまり，行動連鎖の各部分で役立つスキルを書き留めます。そのほかにも気づいたことがあれば，なんでも書き留めておきましょう。

連鎖の分析	解決方法の分析
弱点：	今後その弱点を減らしていく方法：
きっかけとなった出来事：	きっかけとなったその出来事を（もし可能なら）今後避ける方法：
つながり：	各つながりを防止もしくは破棄するために使う，これまでとは別の，もっとスキルを活かした行動：
標的行動：	次回実行したいこと：
結果：	生じた結果を（できる限り）修正もしくは修復するための計画：

第7章　進歩を維持する戦略　*179*

今後を見据えたスキル創造プラン

　あなたは，今後これまでとは異なる行動を取ろうとして，過去の行動を分析する方法を既に学びました。たとえ今はまだ問題行動には到っていないとしても，スキルを活かした行動を取るための計画を立てておくことができます。まず，以下のふたつの質問に回答しましょう。

私が避けたいと思っている問題行動：

代わりに取りたいと思っている行動：

　次に，以下の表を埋めていきます。左欄には自分の課題を，右欄には各課題に取り組むために利用しうるスキルを記入しましょう。

予想される弱点	こうした弱点にどう取り組めるだろう？

予想されるきっかけとなる出来事	この出来事は回避しうるだろうか？　こうした出来事に備えることは可能だろうか？

第Ⅱ部　弁証法的行動療法の戦略で境界性パーソナリティ症に取り組み，回復しはじめる

浮かんでくるかもしれない役立たない考え	もっと有効な考えは？

生じるかもしれない危機が煽る衝動	気を紛らしたり，自らを落ち着かせたり，その瞬間を改善したりする方法

つい取りたくなりそうな無効な行動	その代わりとなりうる，もっとスキルを活かした行動

生まれるかもしれない感情	事実を調べたり，正反対の行動を取ったり，自らを承認したりする方法

危機が煽る衝動やその他の無効な行動がもたらす結果	スキルに熟達した状態でありつづける利点

第 7 章　進歩を維持する戦略　*181*

危機に備える：安全計画を立てる

　ことわざに，「楽観して最悪に備えよ」とありますよね。それをここでしましょう。安全計画を立てるのです。以下に書き出したのは，対処戦略と支援ソースに関する優先事項リストで，これは，自殺念慮のほかにも，身を危険にさらす行動を取りたい衝動に駆られるような危機状態に陥ったときに利用することができます。このリストが必要にならないことを心から願ってはいますが，何はともあれ，ひとつ用意しておくに越したことはありません。以下のプロンプト（文書作成課題）を完成させ，あなたの安全計画を立てましょう。

私の安全計画
　もし自殺したい気持ちが湧いてきたら——特に，どのように死のうかとあれこれ目論んだり，自分の身を危険にさらすその他の行動を取りたい衝動に駆られたりしたら，私はこの書面を参考にし，ここのリストにあるリソースを使うことを誓います。

　署名＿＿＿＿＿＿＿＿
　日付＿＿＿＿＿＿＿＿

ステップ１：警告サインを見きわめる。危機が始まりつつあるかもしれないことを私に知らせる考え，イメージ，気分，状況，行動は，どういうものだろう？

　1.

　2.

　3.

ステップ2：内的な対処戦略を使う。他者に連絡することなく問題から気持ちをそらすために使えるスキルはなんだろう？　もし必要なら，苦痛を耐え抜くスキルを復習する。特に，ACCEPTS スキル(90ページ)，自分を落ち着かせるスキル(93ページ)，IMPROVE スキル（95ページ）。

1.

2.

3.

ステップ3：気を紛らしてくれる人や社会的環境に頼る。以下は，電話をかけたり接触したりすることのできる人の名前と連絡先情報。

1.

2.

3.

ステップ４：こちらから助けを求められる人と連絡を取る。以下は，その名前と連絡先。

1.

2.

3.

ステップ５：緊急対応をしてくれる専門家と連絡を取る。以下の連絡先のいずれかと連絡を取る。

1. 911。メンタルヘルスの危機に対する対応は，地域の救急サービスによってさまざまだが，もし差し迫った危険にさらされていて，ほかに代替方法がないのであれば，これはたぶん最善の策かもしれない（地元の対応手順を調べてみよう）。

2. DontCallthePolice.com には，メンタルヘルスの緊急事態における 911 へのコールに代わる方法のリストがある。以下は，地元で利用できるリソース。

   ---

3. Suicide and Crisis Lifeline（自殺と危機に関わるライフライン）：988（フリーダイヤル）

184 第Ⅱ部 弁証法的行動療法の戦略で境界性パーソナリティ症に取り組み，回復しはじめる

4. 地元の病院の救急救命室：

----

5. かかりつけの医師やセラピスト，代替の救急救命室など，緊急事態に対応してくれる他の専門家で，自分が連絡を取りたいと思う相手の詳細な連絡先は，以下のとおり。

ステップ6：環境を安全にする。これは，小火器（ピストル，ライフルなど）や鋭利なもの，薬など，自傷に使う可能性のあるものを，処分するなり，誰かに引き渡すなりするということである。以下は，対象となるものと，それらの処分計画。

ステップ7：自分にとってもっとも大切であり，生きがいでもある人々や事柄について，じっくり考える。以下は，その対象と考えたこと。

　自殺念慮や強い衝動を体験した場合は，どうかそれを軽く考えないでください。自傷の危険がある場合は，専門家に助けを求めましょう。この安全計画および本書は，セラピーの代わりにはなりません。

意欲を維持する

　問題行動に的を絞ってスキルを増強するという取り組みを継続するのは，大仕事です。やる気になり，その意欲を維持していくことが重要で，そのためには，DBT を実行しようと思った理由を明らかにすることが不可欠です。ですから，生きるに値する人生の目標にしばしば立ち返り，意欲がなえてきたときには，意欲を引き起こすことを忘れないでください。感情マインドが働いているときには，「あの目標，絶対無理！」とか，「あんな目標，もうどうでもいい」などという言葉が口を突いて出てくるかもしれません。これにはよく気をつけましょう。目標は，当然ながら変わることもありえますが，生きるに値する人生の目標を変えようと思うときには，叡智マインドを働かせることがきわめて重要であり，感情マインドが高ぶっているときに，それを放棄するようなことはあってはなりません。

　意欲がしぼみかけているときは自分自身に優しくしましょう。ときには，どうしても活力が湧いてこないことがあるものです。それが人間です。以下の助言を参考にして，やる気になれないときでも最後までやり通す能力を高めましょう。

適切な環境を整える：感情マインドに対する脆弱性を低下させるためのスキルを使いやすくしたり，同じ目的の課題や活動をやりとおしやすくしたりしましょう。たとえば，エクササイズがストレスマネジメントに役立つなら，前夜にエクササイズ用のバッグに必要なものを詰め，翌朝ジムに出かけやすくしておきます。もし特定の事柄へのアクセスのせいで，危機状態での衝動に屈しやすくなっているのであれば，それに近づきにくくしましょう。たとえば，もし自傷の衝動に的を絞っているのであれば，自傷に使う道具を処分するなり，それに近づくのを難しくするなりします。ソーシャルメディアで特定のものを見ることが引き金になるなら，ソーシャルメディアへのアクセスを制限します。

努力目標を設定する：スキルに関する努力目標を自分自身に課しましょう。頑張って一日に 10 のスキルを使うこととし，やり遂げたら，自分に褒美をあげましょう。

アカウンタビリティ・パートナーを見つける：誰かとペアを組み，互いがどうスキルを使っているかを学び合い，そのスキルを使う意欲を引き起こし合います。こうしたスキルの取り込みに関心がありそうな人を知らない場合は，自分の地域のサ

ポート・グループを探しましょう。

自分自身に親切にする：変化するのは簡単ではありません。ほんの小さな変化でも，祝いましょう。前進する一歩一歩が目標への一歩です。進歩は直線的に経過しないことがほとんどです。長期的な変化を見るようにして，たった一度後退したからと言って，ステップ1に戻らなくてはならないと決めつけないでください。

目標に集中しつづける

　目標への道をたどっている最中に，感情マインドが現れることに気づくかもしれません。ときには，特定の問題行動について，二度としないと確信できるのだから，もう重視しなくていいのではないかと思うこともあるかもしれません。叡智マインドで確認しましょう。その行動にまだ焦点を絞る必要があるかどうかを，きっと教えてくれます。

　憶えておいてください。少しずつ進むことです。大きな目標に向かう途上の小さな目標を達成するたびに，満足感を味わいましょう。私には，「やることリスト」が大好きな知り合いがいます。でも，この人は，「やったことリスト」の方がもっと好きです。彼女はこれを　「やったジャーン・リスト」（「やること」とファンファーレの「ジャジャーン」の混成）と呼び，自分がやり遂げたことを思い出せるように，それを掲示しています。あなたなら，どのようにして自分の数々の小さな成功を思い出せるようにしますか？

　DBT をしばらく実践したあと，これは効果が出ていないのではないかと感じるかもしれません。それは当たっているかもしれません。あるいは，当たっていないかもしれません。忘れないでいただきたいのは，感情に敏感になりがちなときは，努力が確実に変化を生み出していても，そんなことはないと気分的に思い込むことが，ときにはあるということです。

　自分の進歩に疑念が生じはじめたときは，本書巻末のリソース（192・193 ページ）に挙げたもののいくつかが役立つはずです。ほかの人たちの話を聞き，彼らが頑張りつづけ，意欲をもちつづけることにどれだけ苦労したかを聞くことで，自分の努力を承認できるようになり，おおいに元気づけられるでしょう。また，それまでの自分の日誌カードを見直せば，ここまでどれだけ進歩してきたかを正しく評価することもできるでしょう。さらに，当然ながら，しっかり訓練された DBT のセラピストが見つかれば，行き詰まっても前進できるよう，手助けしてもらえるはずです。

　あらゆる事実をチェックし，力を尽くしてこれまで紹介したスキルに取り組んだのちに，自分は前進していないと言い切れると感じるなら，DBT は確かに自分には適していないと判断してもよいでしょう。第 1 章（13 ページ）で，BPD の治療法には，ほかにも有望なものがあることについて触れています。それらをよく調べれば，成功への道を見つける一助となるかもしれません。

意欲を維持するコツ

　意欲のレベルが時間の経過と共に増減するのは自然なことですが,以下のコツは,長期的に軌道を外れず進むのに役立つはずです。

長期目標を常に念頭に置く:生きるに値する人生の目標に,常に立ち返りましょう。軌道から外れないよう,叡智マインドと定期的に連絡を取ってください。より大きな目標を思い出せるような視覚的なリマインダーや物理的なリマインダーを身近に置くこと,尊敬する人に自分の目標について語り,その人と共に目標をチェックすること,折に触れて目標を改善すること(ただし,感情マインドが幅を利かせているときには決してしないこと)も大切です。日常生活の中で大きな目標をより現実的なものにするためには,それを目ざして成し遂げる小さな進歩にしっかり注目しましょう。

自分の体験を学びの好機として活用する:事態が厳しくなってくると,よい面を見るのは難しくなることもあります。つまずきや難題のひとつの捉え方は,それらを,スキルを使って熟達していくための好機と見ることです。もうひとつは,自ら困難なことを実践し,それでもうまくやっていけることを,自分自身に証明する機会だと捉えることです。そうした体験はやはりつらいものでしょうが,それらを学びの好機とみなすことで,少なくともそれらのもつ意味を高めることができます。

実際に辛抱する:感情を調節するには,ペースを落として,感じたくない感情をうまく感じられるようになり,そもそもそれらはさほど怖ろしいものではないと気づくことが必要です。そうした感情は不快ではないと言っているのではありません。確かに不快です。しかしながら,厄介な感情は克服することができます。ただ,忍耐力を養うどのような練習も,その克服を手助けすることしかできません。目標達成には時間がかかります。やめることはすぐできますが,やめてしまえば目標は達成できません。ですから,実際に辛抱するのです。進歩は,あなたが期待しているより時間のかかるものかもしれません。それでも,少なくともあなたは今,目的地への途上にいます!

重要ポイント

　あなたはこのワークブックを読み通して，とうとうここまで来ました。どうかその努力をしっかり称えてください。最終章はまとめとして，目標達成に集中しつづけることと，その意欲を維持することを取り上げています。あなたは日誌カードの活用について学び，行動連鎖の分析および解決方法の分析が生み出すパワーを理解しました。さらに前進しようとする今，以下を心に留めておくと役立つはずです。

- 行動連鎖の分析および解決方法の分析は，生きるに値する人生の妨げとなる行動の原因について，理解し解決するのに信じられないほど役立ちます。

- 日誌カードを日々活用することで，その日のことをマインドフルに思い返す時間をもつことができ，スキルの活用を最優先にしつづけることができ，自分の進歩を追跡することができます。

- 問題行動を取ってしまう前に，そうした行動に対応するスキル・プランを立てておくと，スキルを活かして達成したいと思っている行動へのロードマップができます。

- 努力している自分自身を勇気づけ，褒めることを忘れないでください。スキルをうまく活かせるようになるのは必ずしも簡単ではありません。一歩前進するたびに祝いましょう。

- 充電が必要になったら，いつでも忘れずに本書に戻ってきてください。

結びの言葉

　親愛なる読者の皆さん，本書でご一緒していただきありがとうございます。BPD はいばらの道になることもあり，皆さんが対策を講じてご自分の苦しみを和らげようとされていることに，私は拍手を送ります。BPD は不治の病ではありません。BPD を抱える人たちを追っている研究によれば，人生は彼らにとって，よりよいものになりえますし，実際，そうなっています。状況が厳しくなり，スキルを活かそうという意欲が衰えてきたら，どうかこの事実を頼みの綱として乗り越えてください。そして，本書は旅の間ずっと手元に置いていただきたいと思います。ここで取り上げている数々のスキルは，BPD からの回復の旅で，多くの方々のお役に立ってきたものです。

　スキルの定期的実践は回復に大きな影響を及ぼします。スキル，すなわち，人生と感情をマネジメントするこれらの新しい方法は，使えば使うほど——とりわけ体中の全細胞が，危機状態での衝動や破壊的行動に屈せよとばかりに悲鳴を上げているときに使えば使うほど——行動のレパートリーとして当たり前のことになっていきます。使えば使うほど簡単になり，当たり前のものになっていくのです。DBT を学ぶベストな方法は，それを実践することです。ぜひともこれらのスキルを，繰り返し何度でも働かせてください。

　ここで取り上げた数多くのリソースは，より効果的に感情をマネジメントできるようになろうと歩みつづける途上で役立ちうるものです。感情の調節，BPD の克服，生きるに値する人生の創造を目ざす旅の世界で，皆さんが幸運であること，勇気をもちつづけることを祈ってやみません。本書が皆さんのお役に立つことを，心から願っています。

ごきげんよう

スゼット

リソース

アプリ

Calm はマインドフルネスのアプリで，心を落ち着かせる実践を何百と取り上げている。

DBT Coach は，スキルを練習し，使用したそのスキルを追跡できるアプリである。

DBT Diary Card & Skills Coach は，DBT の参考文献も備えたアプリで，自分のセラピストに送ることもできる記入式の日誌カードを提供している。

Headspace は，広範囲にわたる投薬療法とマインドフルネスの実践を取り上げている。

書籍

『境界性パーソナリティ障害をもつ人と良い関係を築くコツ - 家族，友人，パートナーのための実践的アドバイス』（星和書店）
『〈気づき〉の奇跡：暮らしのなかの瞑想入門』（春秋社）

有資格 DBT 提供者を見つける

The Behavioral Tech のウェブサイトには，DBT-Linehan Board of Certification（DBT-LBC）による資格を有する DBT の臨床医リストがある。URL は，BehavioralTech.org/resources/find-a-therapist。

危機のとき助けを求める

Suicide and Crisis Lifeline は，988（フリーダイヤル）に電話をかける。
「Text HELLO」は，741-741 にテキスト・メッセージを送る（無料）。**Crisis Text Line** が 24 時間対応で支援している。

アメリカ合衆国以外の場合，International Association for Suicide Prevention（iasp. info）がリソースのデータベースを提供している。

ウェブサイト

BorderlinePersonalityDisorder.org/family-connections

「the National Education Alliance for Borderline Personality Disorder's Family Connections ™ Program」のウェブサイト。プログラムは，12 週間かけて行なうエビデンスに基づいたもので，対象は，感情の調節異常に苦しむメンバーのいる家族。ウェブサイトは，BPD に関する情報の宝庫である。

DBTselfhelp.com

DBT 利用者が作成したサイト。数多くの有用なリソースがあり，ダウンロードして利用できるフラッシュ・カードや日誌カードはその一例である。

HopeForBPD.com/my-dialectical-life-dbt-selfhelp

登録すれば，日々の DBT スキルをメールで送信してもらえる。

EmotionsMatterBPD.org

Emotions Matter は，BPD の影響を受けた家族や個人のネットワークによって創設された組織。数多くのリソースのひとつとして，BPD 仲間によるオンライン・サポート・グループがある。

参考文献

American Psychiatric Association, Diagnostic and Statistical Manual of Mental Disorders, 5th Edition. Washington, DC: American Psychiatric Association, 2013.（日本精神神経学会監修，髙橋三郎・大野裕監訳（2023）DSM-5-TR 精神疾患の診断・統計マニュアル．医学書院）

Chapman, Alexander L., and Kim L. Gratz. The Borderline Personality Disorder Survival Guide. Oakland, CA: New Harbinger Publications, Inc., 2007.

"Core Evidence and Research." Behavioral Tech. BehavioralTech.org/research/evidence.

Corpstein, Liz. DBT Workbook for Anxiety: Dialectical Behavior Therapy Strategies for Managing Worry, Stress, and Fear. Oakland, CA: Rockridge Press, 2022.

"For What Conditions Is DBT Effective?" Behavioral Tech. BehavioralTech.org/research/evidence/for-what-conditions-is-dbt-effective-2.

Fruzzetti, Alan E. The High-Conflict Couple: A Dialectical Behavior Therapy Guide to Finding Peace, Intimacy, and Validation. Oakland, CA: New Harbinger Publications, Inc., 2006.

Harned, Melanie S., Safia C. Jackson, Katherine A. Comtois, and Marsha M. Linehan. "Dialectical Behavior Therapy as a Precursor to PTSD Treatment for Suicidal and/or Self-Injuring Women with Borderline Personality Disorder." Journal of Traumatic Stress 23, no. 4 (2010): 421–29. doi:10.1002/jts.20553.

Linehan, Marsha M. Building a Life Worth Living: A Memoir. New York: Random House, 2020.

Linehan, Marsha M. Cognitive-Behavioral Treatment of Borderline Personality Disorder. New York: The Guilford Press, 1993.（大野裕監訳（2007）境界性パーソナリティ障害の弁証法的行動療法 :DBT による BPD の治療．誠信書房）

Linehan, Marsha M. DBT Skills Training Handouts and Worksheets, 2nd edition. New York: The Guilford Press, 2015.

Linehan, Marsha M. DBT Skills Training Manual, 2nd edition. New York: The Guilford Press, 2015.（小野和哉監訳（2007）弁証法的行動療法実践マニュアル―境界性パーソナリティ障害への新しいアプローチ．金剛出版）

Porr, Valerie. Overcoming Borderline Personality Disorder: A Family Guide for Healing and Change. New York: Oxford University Press, 2010.

Rizvi, Shireen L. Chain Analysis in Dialectical Behavior Therapy. New York: The Guilford Press, 2019.

Stanley, Barbara and Gregory K. Brown. "Safety Plan Treatment Manual to Reduce Suicide Risk: Veteran Version." sefbhn.org/assets/zero-suicide-recommended-evaluation-tools/safety-plans/stanley-brown-safety-manual.pdf (accessed October 12, 2022).

Stiglmayr, Christian, Julia Stecher-Mohr, Till Wagner, Jeannette Meissner, Doreen Spretz, Christiane Steffens, Stefan Roepke, et al. "Effectiveness of Dialectic Behavioral Therapy in Routine Outpatient Care: The Berlin Borderline Study." Borderline Personality Disorder and Emotion Dysregulation 1, no. 1 (September 2015): 20. doi:10.1186/2051-6673-1-20.

謝辞

　いつものことながら，息子のフィンにありがとうと言いたい。母親がコンピュータの前にいて，自分とはいっしょにいないことを厭わずにいてくれて，本当にありがとう。あなたは私の人生を照らす光であり，あなたの未来には母子で行く長旅がまだまだ続いていると思うと，感無量です。きょうだいのトムには，日曜にたびたびディナーをご馳走になり，感情面でのサポートもしてもらいました。愛と感謝の気持ちを送ります。最高のきょうだいです。

　私の臨床チームのリズ・コープスタイン，ユリア・フォックス，ヴァネッサ・カンポスには，質の高いDBTを提供していただき，とりわけありがたく思っています。そして，言うまでもなく，私のすべてのクライアントにも感謝しています。皆さんは，BPDと共に生き，BPDを克服するということについて，実に多くを私に教えてくださいました。どれだけ励まされたことでしょう！

著者紹介

　スゼット・ブレイは，カリフォルニア州ロサンゼルスを拠点とする結婚・家族療法有資格セラピスト（LMFT）で，境界性パーソナリティ症（BPD）の影響を受けた個人や家族向けのメンタルヘルス治療プログラムの創設者であり，『DBT Explained』と『Your Emotions and You』の著者でもある。スゼットは，感情面の健康をテーマとした講演で引っ張りだこで，同テーマでのトレーニングも広く行なっている。suzettebray.com には，さらに詳細が紹介されている。

監訳者あとがき

　本書は，Suzette Bray 著『Borderline Personality Disorder Workbook: DBT Strategies and Exercises to Manage Symptoms and Improve Well-Being』（2024）の全訳です。著者のスゼット・ブレイは，米国で LMFT（Licensed Marriage and Family Therapist）というライセンスで，主に弁証法的行動療法（dialectical behavior therapy：DBT）を中心に臨床実践を行っているセラピストです。DBT は米国のサイコロジストであるマーシャ・リネハンが開発し，1990 年代に治療マニュアルが出版され，それが世界中で翻訳，実践されるようになった，認知行動療法（cognitive behavior therapy：CBT）が発展した新たな心理療法です。DBT は主に境界性パーソナリティ症（borderline personality disorder：BPD）に焦点を当てて構築されており，BPD に対する心理療法としては，世界で最初にその治療効果がエビデンスとして示されたことでも知られています。

　私（伊藤）は，1990 年前後より CBT のトレーニングを受け始め，1990 年代前半から現場（当時は精神科クリニック）で CBT の臨床実践を始めました。当初は，うつや不安といったメンタルヘルスの症状を抱えるクライアントに対してベーシックな CBT を実践するので精一杯で，ようやく今世紀に入ってパーソナリティ症に対する心理療法についてもトレーニングを受けられるレベルにまで到達することができました。実際，臨床現場にも BPD をはじめとしたパーソナリティ症を抱える人が訪れることは少なくなく，何とかそれらのクライアントの役に立ちたいと切望していました。

　そこで出会ったのが DBT です。CBT の中でも行動療法系の理論と技法から発展した DBT が，BPD に効果があるというエビデンスが既に出ていましたし，今世紀に入ってリネハンの治療マニュアルが日本語に翻訳出版されたので，「学ぶなら

今がチャンスだ！」と思い，翻訳書を読み（分厚い！けど頑張って読んだ），ワークショップや研修にも参加しました。学ぶほどDBTが非常に統合的でアクティブな心理療法だとわかり，興味を惹かれ，自らの臨床に取り入れたいと思いました。

　が，しかし！　理論的には非常に面白いのですが，方法論的には自分の臨床現場では実践がどうにも無理だとわかり，DBTを実践するのを私は早々にあきらめてしまいました。というのも，当時のテキストやワークショップでは，以下の要件を満たさなければ，それはDBTではないと強調されていたからです。その要件とは，①個人心理療法（週に１〜２回），②グループでのスキルトレーニング（週に１回），③電話での相談受付（随時），④治療チームのコンサルテーションミーティング（週に１回），の４つです。クリニックで個人療法をしている私のようなセラピストには，DBTを実施するリソースがまるで足りておらず，それを準備することも不可能でした。そういうわけで，DBTについては興味を持ちつつも，臨床的には実践できない，という状況が続いていました。

　その後私は同じくCBTから発展したスキーマ療法という心理療法に出会い（本書でもちらりと紹介されています），BPDなどパーソナリティ症にはスキーマ療法で対応できるようになりました。スキーマ療法もかなり濃密な心理療法で，DBTと同様，時間をかけてじっくりと自らを理解したり，受容したり，ケアしたりするスキルをクライアントに習得してもらいます。私の理解では，DBTもスキーマ療法もその拠って立つ理論やモデルに違いはあれども，クライアント自身がよりよく自己理解し，よりよく自分をケアし，真に自分の助けとなる対人関係を築いていくための考え方とスキルの集合体という意味ではかなり共通していると考えています。そして両者ともBPDに対する治療効果がエビデンスとして示されています。

　ただ，両方ともそれを専門とするセラピストと協同作業するとなると，非常に時間とお金とエネルギーがかかることになります。もちろんそのような余裕を持つクライアントであればそれでよいのですが，そういうリソースを持たない当事者の場合，どうすればよいのでしょうか？　せっかく効果が示されている心理療法なのに，あきらめるしかないのでしょうか？

　その一つの回答が「ワークブック」ということになります。実は，スキーマ療法についてそのような問い（リソースを持たない人がどうすればよいのか？）を抱い

た私は，『自分でできるスキーマ療法ワークブック（Book1&2）』（星和書店）という本を 2015 年に上梓しました。セラピストのもとに通わなくても，ワークブックを通じてスキーマ療法について学び，スキルを習得できるよう，最大限に工夫しました。幸い本書は，多くの当事者に活用していただいているようで，著者としては嬉しい限りです。

そして今回，DBT についても，当事者が自分で取り組めるワークブック（すなわち本書）が出版されることで，当事者はセラピーに通わなくても，本書を通じて著者の伴走のもとに，DBT の真髄に触れ，DBT のさまざまなスキルを，安全な形で学ぶことができるようになりました。著者のスゼット・ブレイは，全編を通じて，BPD 当事者の抱える苦悩にやさしく寄り添い，その苦悩の自己理解を助け，その苦悩を受け入れると同時に良い方向に変えていく（これが「弁証法」です）ためのスキルを，超具体的に，わかりやすく紹介してくれています。そしてそれらの考え方やスキルは，BPD 当事者のみならず，何らかの苦悩を抱えながらこの世を生きる全ての人にとっても役立つものだと思います。

最後になりますが，すばらしい仕事をしてくださった訳者の浅田仁子さん，丁寧に伴走してくださった金剛出版の中村奈々さんに，御礼申し上げます。本書が多くの BPD 当事者，そして苦悩を抱えて生きる全ての人の助けになることを願っております。

2024 年 2 月吉日
伊藤絵美

索引

アルファベット

ACCEPTS 8, 90, 92, 110, 182
DBT の 4 モジュール 41, 43
DEAR MAN スキル 9, 10, 139,
　147, 148, 149, 155, 166, 167
DSM-5 .... 13, 194
FAST スキル 10, 139,
　159, 161, 162, 166
GIVE スキル　10, 139, 155, 157, 158, 166
IMPROVE
　―スキル 9, 90, 95, 110, 182
　―を実行する 9, 97, 110
PTSD 16, 24, 194
TIPP 8, 84, 87, 88, 110

あ

相手の立場になって考える 151
アイデンティティ 13, 15, 16, 22, 37
アカウンタビリティ・パートナー ... 174,
　185
アクセプタンス 7, 9, 29, 30, 31, 34,
　35, 46, 79, 99, 100, 101, 102, 111
　―志向のテクニック 30
アサーティブネス 128
歩くという行為 69
アルコールの使用 23

生きるに値する人生 8, 10, 27, 41, 43,
　45, 47, 128, 136, 137, 168, 169, 170, 171,
　172, 174, 185, 188, 189, 191
一歩下がる 81
命の電話 6
意欲 9, 10, 35, 50, 103, 104, 105,
　110, 169, 185, 187, 188, 189, 191
叡智マインド 8, 33, 51, 56,
　57, 58, 65, 73, 74, 81, 82, 83, 95, 98, 103,
　108, 115, 116, 128, 185, 187, 188
汚名 3, 5, 7, 13, 16, 18, 26, 170
思いやり 6, 36, 38, 117,
　128, 155, 173, 178

か

過食 15, 23
観察する 59, 60, 65, 81
感情
　―調節の日誌カード 9, 136
　―にまつわる神話 9, 115, 116
　―の調節 9, 15, 21, 23,
　　27, 29, 30, 31, 33, 39, 41, 46, 106, 113,
　　114, 115, 137, 169, 191, 193
　―の調節異常　15, 21, 27, 30, 39, 193
　―マインド 8, 51, 52, 53, 70, 77,
　　79, 80, 98, 108, 141, 185, 187, 188

関与する……………………………… 59, 61
危機
　　—が煽る衝動……… 34, 75, 82, 83, 90,
　　92, 98, 108, 109, 110, 180
　　—に備える…………………… 10, 181
　　—を乗り切るスキル…………… 8, 34,
　　77, 79, 98, 111, 135
危険運転………………………… 15, 23
危険な性行為……………………………23
気持ちを表す語彙………………… 9, 117
ギャンブル……………………………23
境界性パーソナリティ症………… 1, 3, 5,
　　11, 13, 16, 17, 26, 14, 27, 37, 39, 41, 77,
　　170, 7, 8, 197, 199, 205
筋肉のリラクセーション… 8, 84, 88, 110
苦痛
　　—に対する耐性………… 31, 34, 41, 46,
　　77, 99, 111, 169
　　—の舵取り…………………… 8, 78
苦しみの軽減……………………………50
現実をありのままに経験する能力の向上
　　……………………………………50
効果的に進める………… 8, 59, 70, 73
好奇心………………… 106, 128, 163, 164
行動の調節異常………………… 16, 22
行動連鎖…… 10, 170, 174, 176, 178, 189
コーチング……………………………34
呼吸のペース………… 8, 84, 87, 110
固定観念………………………… 18, 19
根拠に基づいた治療法…………………27
コンサルテーション・グループ………34

さ
サッズ（SUDs: Subjective Units of
　　Distress scale）…………………79

慈愛を送る練習…………… 8, 71, 73, 74
幸せの増大………………………………50
自己およびアイデンティティの調節異常
　　……………………………………16
自己嫌悪………………………………47
自殺企図………………………………17
自殺念慮……… 6, 17, 19, 29, 77, 174, 175,
　　181, 184
自傷行為… 6, 15, 16, 17, 18, 171, 174, 175
静かな BPD …………………………21
事態を悪化させる…… 45, 46, 77, 78, 79
実用的なエクササイズ………………… 5
自分に優しくする……………… 36, 204
自分の優先事項………………… 9, 144, 166
柔軟性………………………………… 128
受容……………………………… 8, 9, 27,
　　34, 37, 39, 43, 46, 99, 102, 100, 102, 103,
　　105, 106, 110, 111, 128, 151, 200
衝動的な行動………………… 8, 13, 23, 77
神経症………………………………17
真正性………………………………… 128
スキル・トレーニング・グループ……34
スキル不足………………………… 115
スケジュールを立てる…………………36
ストップする……………………………81
精神病………………………………17
生物社会的理論…………………………23
説明する…………… 59, 61, 63, 64, 79,
　　125, 147, 149
専門家の助け………………………… 4
創造的………………………………… 21, 45

た
体温を利用する………… 8, 85, 110
第3の目………………………………58

対人関係
　　—の調節異常……………… 15, 22, 39
　　—の有効性…………… 5, 31, 33, 39,
　　　41, 46, 80, 111, 139, 141, 142, 166, 9,
　　　10, 139, 169
妥当だと認める………………… 151, 154
注意を向ける…………………… 60, 151
中核的スキル……………… 5, 33, 43
治療抵抗型……………………………19
転移焦点化精神療法…………… 25, 37
天与の才………………………………14
問いかける…………………………… 151
道理マインド…………… 8, 51, 54, 55, 73

な
ニーズ… 29, 140, 141, 143, 144, 145, 149
認知行動療法………… 7, 27, 29, 199, 204
認知の調節異常…………………… 16, 22

は
反映させる…………………………… 151
非受容…………… 9, 99, 100, 102, 110
非承認………… 10, 23, 154, 166
独りぼっち……… 7, 15, 22, 24, 26, 78
不機嫌…………………………… 114, 115
不治の病…………………… 14, 25, 191
ブレインストーム…………………… 125
プロンプト………… 41, 52, 54, 113, 119,
　　　154, 157, 161, 181
変化志向のテクニック…………………30
弁証法的行動療法………… 3, 5, 7, 8, 11,
　　　14, 15, 25, 27, 28, 31, 37, 39, 41, 78, 103,
　　　113, 139, 169, 170, 172, 194, 199, 205
　　—日誌カード………………… 172
包括的DBT ………………………34

ま
マーシャ・リネハン…… 5, 15, 21, 24, 27,
　　　29, 43, 59, 199
マインドフルに進む……………………81
マインドフルネス…………… 5, 8, 10,
　　　27, 29, 31, 33, 34, 39, 41, 43, 44, 48, 49,
　　　50, 58, 59, 60, 62, 63, 64, 70, 71, 73, 74,
　　　80, 111, 128, 137, 139, 163, 164, 166,
　　　167, 169, 192, 204
　　—のレパートリー……………73
惨めなままでいる……………………46
メンタライゼーションに基づく治療
　　……………………………… 25, 37
目標の明確化…………………… 169

や
薬物…………… 14, 16, 23, 133, 137
厄介
　　—な感情………… 5, 9, 11, 16, 38, 77,
　　　113, 173, 188
　　—な状況………… 5, 9, 77, 78, 87, 110,
　　　132, 136, 169
友好性…………………………… 128
有酸素運動……………………………86

ら
ラディカル・アクセプタンス… 9, 34, 99,
　　　102, 111
リラクセーション……… 8, 59, 84, 87, 88,
　　　95, 97, 110
レジリエンス…………… 7, 20, 127, 204
浪費………………………… 15, 23

わ
わがまま…………… 9, 103, 110, 143

監訳者略歴

伊藤絵美 （いとう・えみ）

洗足ストレスコーピング・サポートオフィス所長。

公認心理師，臨床心理士，精神保健福祉士，ISST（国際スキーマ療法学会）Advanced Schema Therapist ／ Trainer & Supervisor in Individual Schema Therapy（認定上級セラピスト＆トレーナー・スーパーバイザー）。

慶應義塾大学文学部人間関係学科心理学専攻卒業。同大学院社会学研究会博士課程修了。博士（社会学）。大学院在学中より精神科クリニックにて心理職として勤務。個人カウンセリングや家族カウンセリングの他に精神科デイケアを立ち上げ，運営に携わる。その後民間企業にてメンタルヘルスの仕事をした後，2004 年に洗足ストレスコーピング・サポートオフィス（認知行動療法，スキーマ療法を専門とする民間カウンセリング機関）を開業し，今に至る。

専門分野は，認知行動療法，ストレスマネジメント，臨床心理学，スキーマ療法

所属学会は，日本認知療法・認知行動療法学会（幹事），日本ストレス学会（評議員），日本不安症学会(評議員)，日本心理学会（代議員），日本心理臨床学会，日本マインドフルネス学会，国際スキーマ療法学会（ISST: International Society of Schema Therapy）。

主な著書・訳書に『認知療法・認知行動療法初級ワークショップ』（星和書店），『ケアする人も楽になる認知行動療法入門』（医学書院），『事例で学ぶ認知行動療法』（誠信書房），『認知行動療法実践ガイド』（共訳，星和書店），『スキーマ療法』（監訳，金剛出版），『スキーマ療法実践ガイド』（監訳，金剛出版），『ケアする人も楽になるマインドフルネス＆スキーマ療法』（医学書院），『セルフケアの道具箱』（晶文社），『コーピングのやさしい教科書』（金剛出版），『カウンセラーはこんなセルフケアをやってきた』，『子どもと思春期の人のためのスキーマ療法』（監訳，合同出版），『自分にやさしくする生き方』（筑摩書房）など。

訳者略歴

浅田仁子 （あさだ・きみこ）

お茶の水女子大学文教育学部文学部英文科卒。社団法人日本海運集会所勤務，BABEL UNIVERSITY 講師を経て，翻訳家に。

主な訳書に『サーノ博士のヒーリング・バックペイン―腰痛・肩こりの原因と治療』（春秋社），『ミルトン・エリクソン心理療法―〈レジリエンス〉を育てる』（春秋社），『お母さんのためのアルコール依存症回復ガイドブック』（共訳，金剛出版），『強迫性障害の認知行動療法』（共監訳，金剛出版），『セルフ・コンパッション［新訳版］―有効性が実証された自分に優しくする力』（金剛出版），『ティーンのためのセルフ・コンパッション・ワークブック』（金剛出版），『マインドフル・セルフ・コンパッション―批判的な内なる声を克服する』（金剛出版），『感じやすいあなたのためのスピリチュアル・セルフケア―エンパスとして豊かに生きていく』（金剛出版）など。

境界性パーソナリティ症の
弁証法的行動療法ワークブック
エクササイズを使って症状を軽減し
ウェルビーイングを高めるために

2025 年 4 月 10 日　印刷
2025 年 4 月 20 日　発行

著　者　スゼット・ブレイ
監訳者　伊藤絵美
訳　者　浅田仁子
発行者　立石正信
発行所　株式会社金剛出版
　　　　〒 112-0005　東京都文京区水道 1-5-16
　　　　電話 03-3815-6661　振替 00120-6-34848

装丁　戸塚泰雄（nu）
装画　黒崎威一郎
印刷・製本　シナノ印刷
組版　古口正枝

ISBN978-4-7724-2100-3　C3011　　　　　　　©2025 Printed in Japan

JCOPY 〈（社）出版者著作権管理機構 委託出版物〉
本書の無断複製は著作権法上での例外を除き禁じられています。複製される場合は，そのつど事前に，出版者
著作権管理機構（電話03-5244-5088，FAX 03-5244-5089，e-mail: info@jcopy.or.jp）の許諾を得てください。

コーピングのやさしい教科書

[著]=伊藤絵美

●四六判 ●並製 ●220頁 ●定価 **2,420** 円
● ISBN978-4-7724-1827-0 C3011

自分に合ったストレス対処法が
きっと見つかる！
5つのレッスンでやさしく学べる
自分を助ける（セルフケア）コーピングの技術

スキーマ療法
パーソナリティの問題に対する統合的認知行動療法アプローチ

[著]=J・E・ヤング　J・S・クロスコ　M・E・ウェイシャー
[監訳]=伊藤絵美

●A5判 ●上製 ●488頁 ●定価 **7,260** 円
● ISBN978-4-7724-1046-5 C3011

幼少期に形成された
ネガティブなスキーマに焦点を当て，
健康的な成長を得られなかった
パーソナリティ問題をケアしていく。

弁証法的行動療法実践マニュアル
境界性パーソナリティ障害への新しいアプローチ

[著]=マーシャ・M・リネハン
[監訳]=小野和哉

●A5判 ●並製 ●302頁 ●定価 **4,620** 円
● ISBN978-4-7724-0986-5 C3011

境界性パーソナリティ障害に
有効なリネハンの弁証法的行動療法，
その治療の実際をコンパクトにまとめた。
豊富なワークシート付き。

価格は 10%税込です。